Yoga Nidra mit Kindern und Jugendlichen

Für unsere Kinder.
Mögen wir dazu beitragen, dass sie in einer friedlichen Welt heranwachsen dürfen und dass sie geliebt und gesehen sind.

Allgemeine Hinweise

Zur besseren Lesbarkeit werden in diesem Buch ausschließlich generisch maskuline Personenbezeichnungen wie Lehrer oder Schüler verwendet. Selbstverständlich sind damit immer gleichermaßen alle Geschlechter gemeint.

Das vorliegende Buch wurde sorgfältig erarbeitet. Dennoch erfolgen alle Angaben ohne Gewähr. Weder die Autorin noch der Verlag können für eventuelle Nachteile oder Schäden, die aus den im Buch vorgestellten Informationen resultieren, Haftung übernehmen.

Sollte diese Publikation Links auf Webseiten Dritter enthalten, so übernehmen wir für deren Inhalte keine Haftung, da wir uns diese nicht zu eigen machen, sondern lediglich auf deren Stand zum Zeitpunkt der Erstveröffentlichung verweisen.

SANDRA WALKENHORST

Yoga Nidra

mit Kindern und Jugendlichen

NERVENSYSTEM BERUHIGEN

RESILIENZ STÄRKEN

Yoga Nidra mit Kindern und Jugendlichen

Bibliografische Information der Deutschen Nationalbibliothek
Die Deutsche Nationalbibliothek verzeichnet diese Publikation in der Deutschen Nationalbibliografie; detaillierte bibliografische Details sind im Internet über <www.dnb.de> abrufbar.

Meyer & Meyer Fachverlag & Buchhandel GmbH
Von-Coels-Straße 390, 52080 Aachen
www.dersportverlag.de

Member of the World Sport Publishers' Association (WSPA)

Gesamtherstellung (Druck): Print Consult GmbH, München, www.printconsult.de

MIX
Papier | Fördert gute Waldnutzung
FSC® C106855

ISBN: 978-3-8403-7948-2

Bei Fragen zur Sicherheit unserer Produkte wenden Sie sich bitte an: kontakt@m-m-sports.com.

Inhalt

„Die meisten Menschen schlafen,
ohne ihre Spannungen vorher zu lösen.
Das nennt man Nidra.
Nidra bedeutet Schlaf, egal wie.
Yoga Nidra aber ist der Schlaf,
nachdem alle Lasten entfernt wurden.
Es ist eine völlig andere und neue Qualität."

Swami Satyananda Saraswati

Vorwort

Yoga Nidra ist eine ganz besondere Form der Entspannung. Für mich persönlich gibt es nur zwei Momente, in denen ich in eine solch tiefe und wohlige Entspannung eintauchen kann, dass ist während einer Thai Yoga Session und während Yoga Nidra.

Yoga Nidra hat viele, wie wir heute so schön sagen, Benefits. Einer meiner Grundsätze ist, dass ich Kindern und Jugendlichen möglichst viele Angebote machen möchte, damit sie sich zu resilienten und starken Persönlichkeiten entwickeln können. Habe ich für mich selbst etwas als stimmig und hilfreich erlebt, beginnt es eigentlich immer auf die gleiche Weise. Meine Neugierde und mein Wissensdurst sind entfacht und ich beginne zu forschen - in Theorie und Praxis. So ist es auch bei Yoga Nidra geschehen. Ich bin davon überzeugt, dass Yoga Nidra sehr vielen Menschen eine großartige Unterstützung sein kann und auch viel mehr darin steckt, als wir auf den ersten Blick erahnen. Das zu zeigen, ist eine der Ideen dieses Buches.

Wir werden uns anschauen, was Kinder und Jugendliche an Wissen benötigen, um sich selbst besser zu verstehen und somit auch ihre Resilienz zu stärken. Denn ich kann nur dann gut für mich sorgen, wenn ich verstehe, was da gerade in mir passiert und ich Worte hierfür habe.

So werden uns Themen wie Co- und Selbstregulation, unser Nervensystem, und natürlich auch ein wenig Entwicklungspsychologie begleiten. Ebenso Themen zu Achtsamkeit, Yoga-Philosophie, Kommunikation und dem, was es zu beachten gilt, wenn wir mit Menschen unterschiedlicher Alters- und Entwicklungsstufen arbeiten.

Das Buch beginnt mit einem Theorieteil, in dem ich auf die wichtigsten Aspekte eingehen werde. Es folgt ein Praxisteil, indem ich - gemeinsam mit den Co-Autoren - Ideen geben werde, wie Yoga Nidra direkt in das jeweilige Setting adaptiert werden kann. Da ich davon überzeugt bin, dass Yoga Nidra in unterschiedlichen Situationen einsetzbar ist, mag es Kapitel geben, die für deine individuelle Arbeit von stärkerem Interesse sind als andere. Fühle dich frei, Kapitel zu überspringen, die für dich nicht notwendig sind. Dieses Buch möchte in seiner Vielfalt möglichst für jeden etwas bieten, der mit Kindern und Jugendlichen lebt und arbeitet, und dich inspirieren, deinen eigenen Weg darin zu finden.

Du wirst bei allen Themen auch eine Übung zur Selbstreflexion finden, denn ich bin der Überzeugung, dass wir nur dann andere Menschen gut begleiten können, wenn wir selbst über uns ebenso gut Bescheid wissen und auch eine eigene Praxis haben. Denn Co-Regulation funktioniert grundsätzlich nur dann, wenn du auch in der Lage bist, dich selbst zu regulieren. Diesem Thema werden wir uns in Kapitel 8 widmen. Also von der Theorie in die Praxis! Dazu später mehr.

Ich wünsche mir, dass wir Kinder und Jugendliche auf ihrem Weg begleiten und unterstützen. Dass wir sie sehen und fühlen. Dass wir ihnen verlässliche Beziehungen anbieten und sie darin unterstützen, ihre Resilienz zu stärken und ihre selbstregulativen Fähigkeiten zu entwickeln.

Yoga Nidra ist eine großartige Möglichkeit, um auf unterschiedlichen Ebenen zu arbeiten, ob physiologisch, geistig oder emotional. Es ist einsetzbar im klassischen Yogakurs ebenso wie in Schule, Beratung und Coaching, im therapeutischen Setting und natürlich auch zu Hause. Deshalb wird auch zu den verschiedenen (Arbeits-) Bereichen ein Impuls zu finden sein bzw. werden Experten aus dem jeweiligen Fachgebiet zu Wort kommen. Zusätzlich findest du Yoga-Nidra-Texte verschiedener Autoren. Diese sollen dich inspirieren und dir als Einladung dienen, selbst kreativ zu werden. Natürlich kannst du auch die vorliegenden Texte und Stunden für dich und deine Arbeit nutzen.

Wenn du mich bereits kennst, dann weißt du sicherlich, dass mir Sprache sehr am Herzen liegt. Ich bin fasziniert von Wörtern und ihrer Bedeutung. Ich wünsche mir, dass sich jeder in diesem Buch angesprochen und gesehen fühlt. Ich werde hier die männliche Form nutzen, einfach deshalb, weil ich persönlich den Lesefluss viel leichter und verständlicher finde, wenn er nicht ständig durch einen * oder : unterbrochen wird. Zudem habe ich die Ansprache „Du" gewählt, da dies in meinen Aus- und Weiterbildungen ebenso Usus ist wie in der Arbeit mit Kindern und Jugendlichen.

Ich habe dieses Buch nach bestem Wissen erarbeitet und gestaltet. Dennoch ist es meine Perspektive und meine Erfahrung. Ich biete dir hier Ideen und Möglichkeiten für dich und deine Arbeit. Wenn wir Menschen auf ihrem Weg begleiten, sollte uns eines immer klar sein: Jeder Mensch hat individuelle Erfahrungen gemacht und so auch unterschiedliche Bedarfe, sodass nicht alles für jeden passend sein wird. Deshalb nutze dieses Buch als Inspiration und passe es an den jeweiligen Menschen an. Nutze deine eigene Erfahrung und Kreativität.

Und nun viel Freude beim Lesen und Umsetzen.

Warum dieses Buch?

Immer wieder werde ich gefragt, woher ich die Ideen für meine Bücher sowie für meine Aus- und Weiterbildungen nehme. Darauf gibt es im Grunde eine ganz simple Antwort: Ich schließe die Lücke bei den Dingen, die mir in der Literatur oder auf dem Markt der Aus- und Weiterbildungen fehlen. All das, was ich bei mir selbst als stimmig und hilfreich erlebt habe, möchte ich auch Kindern und Jugendlichen ermöglichen.

Ich habe mich als Kind und als Jugendliche häufig nicht richtig gefühlt in dieser Welt. Ich war zu sensibel, zu fühlend, zu sozial. Manchmal dachte ich, ich wäre auf dem falschen Planeten gelandet. Rückblickend hätte ich mir für mein jüngeres Ich sehr die hilfreichen Möglichkeiten aus Yoga und Achtsamkeit gewünscht, um mich selbst besser zu verstehen und auch annehmen zu können. Denn das war ein langer und manchmal auch beschwerlicher Weg. Yoga war für mich ein Tür-Öffner; ein Schlüssel zu meiner eigenen Entdeckungsreise, zu meinem Inneren, verbunden mit der Akzeptanz, dass ich wie jeder andere auch gut so bin wie ich bin. In den vielen Jahren meiner eigenen Yoga-Reise und den mannigfaltigen Ausbildungen, wurde mir eines immer wieder klar: Ich möchte Kinder und Jugendliche darin stärken, an sich selbst zu glauben, ihre eigenen und individuellen Fähigkeiten zu finden, und sie auf dem Weg zu glücklichen und resilienten Erwachsenen unterstützen. Also habe ich meine Erfahrung als Sozialpädagogin und meine Yoga-Erfahrungen zusammengebracht und mich auf den Kinder- und Jugendbereich spezialisiert, der auch in meiner pädagogischen Tätigkeit seit jeher mein Schwerpunkt war. So wurde mit jeder eigenen Erfahrung, mit jeder neuen Weiterbildung, die ich selbst erfahren durfte, und mit jeder neuen Erkenntnis meine Arbeit bereichert und konnte sich so stetig weiterentwickeln.

Ich habe meine - vermeintliche - Schwäche in eine Ressource gewandelt, denn meine Sensitivität ist heute ein wichtiger und sehr hilfreicher Teil meiner Arbeit. Meine Arbeit ist ebenso in ständiger Entwicklung und Veränderung, denn das ist, was Leben ist: Veränderung. Da ich sowohl in der Pädagogik als auch im Yoga weiterhin in der Praxis tätig bin, bin ich nah dran an den Kindern und Jugendlichen, an ihren Wünschen, Träumen und den täglichen Herausforderungen. Ich weiß aus erster Hand, was es bedeutet, heute in der Schule zu lernen. Ich weiß auch, was es bedeutet Lehrer oder Erzieher in der Schule zu sein. Und ich kann sagen: Es ist oft nicht leicht, für keine der beiden Seiten.

Ich wünsche mir eine Welt, in der Kinder sicher und gesund aufwachsen können. Eine Welt, in der sie gesehen und gefühlt sind. Eine Welt, die Lust hat, jeden in seiner Individualität zu sehen und zu fördern. Eine Welt, die nicht nur über Inklusion spricht, sondern diese auch lebt. Das schließt alle Menschen ein!

So bin ich davon überzeugt, dass auch wir als Begleiter der Kinder und Jugendlichen, gleich ob du Elternteil oder Fachkraft bist, über ein stabiles Selbst sowie selbstregulative Fähigkeiten verfügen sollten. Deshalb ist mir auch die Stärkung von Erwachsenen ein Anliegen, denn wir sind das Modell und Vorbild für unsere Kinder. Von und mit uns lernen sie. Wollen wir für sie etwas tun, beginnt es immer bei uns selbst!

So sind all meine Bücher ebenso wie meine Aus- und Weiterbildungen auch an dich persönlich gerichtet. Selbstfürsorge ist ein wichtiger Aspekt, um hilfreich und stabil begleiten zu können. Wenn du also Yoga Nidra zu den Kindern und Jugendlichen bringen möchtest, empfehle ich dir, eine eigene Praxis zu etablieren, denn wenn wir Dinge als hilfreich erlebt haben, können wir sie leicht und mit Freude weitergeben. Das ist zumindest meine Erfahrung.

Zum Schluss noch eine Einladung an dich: Sei neugierig und entdecke die Themen mit deinem Anfängergeist. Manchmal haben wir die Anmutung, schon Bescheid zu wissen oder Themen zu kennen. Doch ich kann aus eigener Erfahrung sagen, dass es sich immer wieder lohnt, sich auch mit bereits bekanntem erneut auseinanderzusetzen. Zum einen hat jeder eine eigene Art, die Dinge zu vermitteln. Zum anderen ist es nicht selten der Fall, dass wir Dinge 20-mal gehört oder gelesen haben und erst beim 21. Mal tief in unserem System die wirklichen Zusammenhänge und Bedeutungen verstehen. Ich lade dich ein, Notizen zu den jeweiligen Kapiteln zu machen. Platz dafür findest du an verschiedenen Stellen im Buch.

Also pack die Forscherlupe aus und lass uns gemeinsam auf eine spannende Entdeckungsreise rund um Yoga Nidra und die Arbeit mit Kindern und Jugendlichen gehen.

I Theorieteil

1

Ein Yoga Nidra für Erwachsene geht doch auch mit Kindern?

Ich bin immer wieder erstaunt, dass die Idee vorherrscht, wir könnten mit Kindern (oder auch mit Jugendlichen) genauso arbeiten wie mit Erwachsenen. Deshalb an dieser Stelle einmal ganz deutlich: Nein, das ist nicht so! Kinder sind keine kleinen Erwachsenen!

Kinder benötigen sowohl in der Methodik als auch in der Didaktik andere Inhalte und auch die Übungen und Tools müssen an ihren jeweiligen Entwicklungsstand angepasst werden. Das ist der Grund, warum ich in meinen Büchern und Ausbildungen einen großen Wert auf die Grundlagen lege. Es macht Sinn, erst einmal ein fundiertes Wissen rund um die Themen Entwicklung, Nervensystem und die jeweiligen Grundlagen (in unserem Fall zu Yoga Nidra) zu erlangen, um dann dieses Wissen in die Praxis umzusetzen. Das geht nicht eben mal so auf die Schnelle.

Das Gleiche gilt für Jugendliche: Auch wenn sie in vielem schon reifer und erfahrener sind, und wir mehr und mehr mit Ihnen wie mit Erwachsenen arbeiten können, stellt doch ihre Entwicklung, vor allem auf hirnphysiologischer Ebene, einige Herausforderungen an sie und auch an uns.

So gilt es, unsere Tools und Techniken je nach Entwicklungsstand anzupassen. Nicht jeder Achtjährige ist auf demselben Entwicklungsstand. Und so mancher

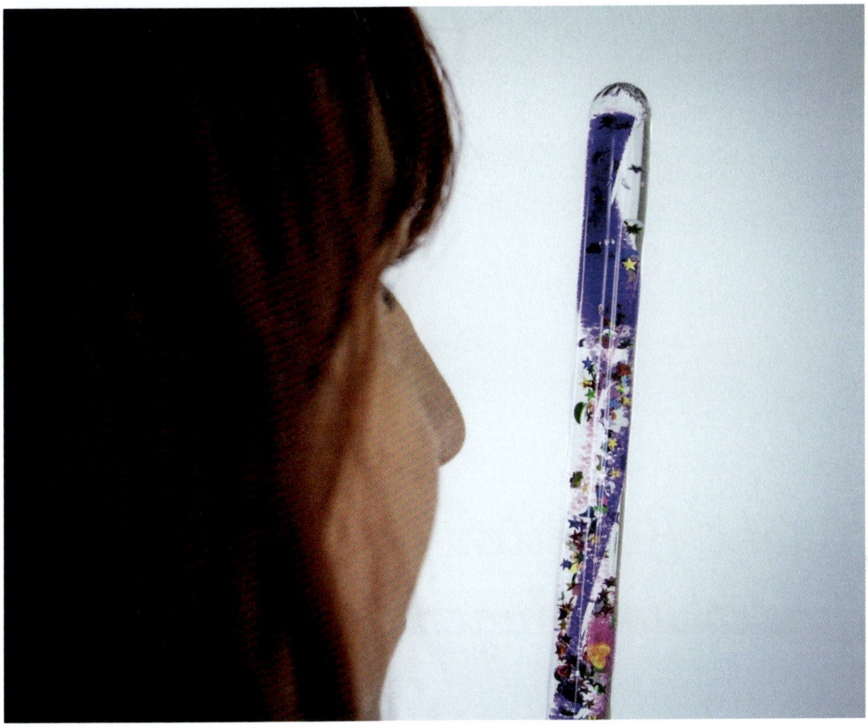

Zwölfjährige liebt es noch, in Geschichten zu verweilen, während wir anderen mit solchem „Kinderkram" nicht mehr zu kommen brauchen. Narrative Techniken, die sich mit Geschichten, Rollenspielen u. Ä. befassen, können vor allem für unsere jüngeren Klienten ein echter Gewinn sein. So können wir Yoga Nidra auch gut in eine Geschichte verpacken.

2

Starke Begleiter für starke Kinder und Jugendliche sein!

Wer bin ich?

Eine gute Frage, oder? Sie ist wohl eine der zentralen Fragen unseres Lebens (neben der Frage nach dem Sinn) und auch in Yoga und Selbsterforschung der zentrale und bisweilen auch wunde Punkt.

Denn das, was wir so über uns sagen, vielmehr wer wir meinen zu sein, sind in der Regel nicht mehr als Identifikationen. Ich bin Sandra. Nein, das ist mein Name. Ich bin Sozialpädagogin und Yogalehrerin. Nein, das ist mein Beruf. So könnte ich mit vielerlei weitermachen. Wir nutzen die Zuschreibung „Ich bin" ganz schön oft für Identifikationen, häufig auch für solche, die uns nicht dienlich sind.

Womöglich wird dieses Kapitel ein bisschen philosophisch. Doch kommen wir aus meiner Perspektive (die ja nur eine persönliche ist) nicht drum rum.

Vielleicht fragst du dich auch, was solch eine Frage in einem Buch über Yoga Nidra zu suchen hat. Ganz einfach: Wenn wir etwas verändern wollen, wenn wir unsere Resilienz sowie unsere Selbstwirksamkeit stärken wollen, dann geht das nicht ohne den Blick in unser Inneres. Im Yoga nennen wir das Selbsterforschung. Auch in der

Arbeit mit Kindern und Jugendlichen ist dies ein spannendes Thema. Ich würde sogar so weit gehen zu behaupten, dass wir weniger Geld und Zeit als Erwachsene investieren müssten, hätten wir diese Fähigkeit bereits im Kindesalter erhalten und ausgebaut. Wir hätten eine Ahnung, wie es uns geht, was wir brauchen und auch was wir womöglich lieber lassen sollten. Dazu gehört es sicherlich, bisweilen unbequem zu sein, denn wenn mir etwas guttut und ich für mich sorge, kann das durchaus auch mal konträr zu den Bedürfnissen anderer Menschen stehen. Hier kommt dann zusätzlich noch die Kompetenz ins Spiel, andere wertschätzend zu behandeln, auch wenn wir nicht einer Meinung sind. Ebenso die Fähigkeit, Kompromisse zu finden und die eigenen Bedürfnisse für eine gewisse Zeit (z. B. während der Schule) zurückzustellen. In unserer schnellen Welt gönnen wir uns häufig nicht die Zeit, um einen Moment innezuhalten, hineinzuspüren und wahrzunehmen. Lieber lassen wir uns verführen etwas schnell zu tun, am besten, wenn wir versprochen bekommen, dass diese Methode ganz bestimmt wirkt! Ehrlich, kostet zwar ne Menge Geld, aber so what, wenn's hilft ...

Was ich hier ein bisschen flapsig schreibe, ist leider Realität. Besonders im Bereich Yoga und Coaching finden wir eine Menge Leute, die uns große Versprechungen machen und uns ihre Wahrheit, Methoden oder Skills verkaufen wollen. Mich lässt das in der Regel erst einmal sehr genau hinschauen, welche Grundlage dahinter steckt.

Gerade in der Arbeit mit Kindern und Jugendlichen ist für mich neben einer fundierten Ausbildung ebenso auch eine eigene Praxis und Erfahrung essenziell. Denn wenn ich eines in den 30 Jahren meines Berufslebens gelernt habe, ist es, dass es nichts gibt, was bei jedem Menschen funktioniert. Tatsächlich müssen wir manchmal schlicht und ergreifend austesten, was hilfreich ist. Daher ist es nützlich, über einen guten Grundstock an (Fach-)Wissen zu verfügen. Dazu gehört ebenso, dass ich gut über mich selbst und meine Herausforderungen Bescheid weiß. Also eine Idee habe, wer ich bin. Ich kann aus eigener Erfahrung sagen, dass es ein spannender und nicht immer ganz leichter, dafür aber lohnenswerter Prozess ist. Denn erst dann können wir Menschen wirklich authentisch und sicher begleiten. Es ist nicht zielführend, Methoden oder die Art zu unterrichten einfach von anderen zu übernehmen. Das ist der Grund, warum ich dir nicht sagen werde, wie es geht oder wie es zu sein hat. Wichtig für uns in unserer Arbeit ist vor allem, unseren eigenen Herausforderungen von denen der Kinder und Jugendlichen zu trennen. Dazu muss ich jedoch erst einmal wissen, was bei mir so los ist, also meine Schattenseiten, Glaubenssätze und im besten Fall meine Werte kennen. Deshalb mein Plädoyer für ein regelmäßiges Innehalten, Nach-Innen-Schauen und die Forscherbrille aufsetzen, neugierig und mit Offenheit. Denn diese Suche ist sicher eine lebenslange und wäre es nicht wunderbar, wenn du dir liebevoll und wertschätzend selbst begegnest, um so auch den Kindern und Jugendlichen ein starkes und stabiles Vorbild sein zu können?

Selbstreflexion

Wie oft gönne ich mir kleine Ruhepausen?

Bin ich neugierig an meiner eigenen Innenwelt interessiert?

Bin ich mir bewusst, welche Anteile meine eigenen sind, vor allem in herausfordernden Situationen?

Deine Notizen

3

Verwicklung – Entwicklung

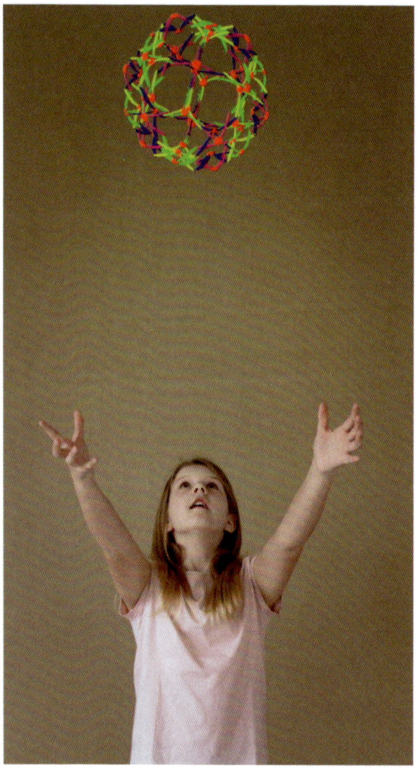

Keine Sorge, das wird keine Abhandlung über Entwicklungspsychologie. Dazu gibt es bereits viele gute Bücher und Schriften. Daher werfen wir hier nur einen kleinen Blick in unsere Entwicklung, so viel wie nötig ist, um für unser Thema eine Basis zu schaffen.

In der Arbeit mit Kindern und Jugendlichen geht es vor allem darum, unsere Methodik, Didaktik sowie die Lerninhalte an das jeweilige Entwicklungsalter anzupassen. Tun wir das nicht, arbeiten wir am Menschen vorbei und verursachen dazu ziemlich sicher noch eine Menge Stress. Ich nutze den Begriff Entwicklungsalter, denn die vielen Kinder und Jugendlichen, die ich in den Jahren begleiten durfte, haben mir eines immer wieder bewiesen: Es gibt kein „So muss es sein". Genauso wenig, wie wir mit Bestimmtheit sagen können, dass ein sechsjähriges Kind diese oder jene Fähigkeiten haben muss. Ja, es gibt gewisse Entwicklungsschritte, die in einem bestimmten Zeitraum oder Lebensabschnitt erwartungsgemäß eintreten, doch da ist immer eine gewisse Varianz. Und ich würde sagen, dass ist auch gut so, denn das macht uns Menschen als Individuen aus. An dieser Stelle sei noch angemerkt, dass wir über Kinder sprechen, die das nötige Angebot für ihre Lern- und Entwicklungserfahrung erhalten. Andernfalls müssen wir natürlich noch einmal mit einer anderen Intention schauen. Ebenso möchte ich dazu ermutigen, inklusiv zu arbeiten und vor allem zu denken. Kinder und Jugendliche mit Behinderungen, gleich ob mit Körperbehinderungen oder seelisch-/geistigen Behinderungen haben genauso viel Freude und Nutzen an Yoga und Entspannung wie alle anderen auch. Vielleicht müssen wir unser Angebot dann ein bisschen differenzierter anpassen, vor allem auch was unsere Sprache betrifft. Doch ich kann sagen: Es lohnt sich. Ich habe über zwanzig Jahre an einer Schule mit Förderschwerpunkt geistiger Entwicklung gearbeitet und habe dort Yoga, Achtsamkeit und Entspannung in meinen täglichen Unterricht integriert und es war für die Schüler und auch für mich immer wieder eine große Bereicherung.

Wir kennen diverse Entwicklungsmodelle. Da gibt es beispielsweise das Modell der psychosexuellen Entwicklung nach Freud (Begründer der Psychoanalyse (1856-1939)), das in fünf Phasen gegliedert ist und bis ins Jugendalter hinein reicht. Das Modell der psychosozialen Entwicklung von Erikson (Deutsch-amerikanischer Psychoanalytiker (1902-1994) ist in acht Phasen gegliedert, die aufeinander aufbauen und sich über das ganze Leben erstrecken. Piaget (Biologe und Pionier der Entwicklungspsychologie (1896-1980)) hingegen entwickelte ein Modell zur kognitiven Entwicklung, das ebenfalls bis ins Jugendalter reicht und sich in vier Phasen gliedert.[1] Das interessante ist, dass jedes Modell mit einer spezifischen Brille auf den Menschen schaut. So tun wir meines Erachtens gut daran, uns unterschiedlich Modelle anzueignen, um den Menschen möglichst in seiner Ganzheit zu erfassen. Hinzu kommen noch altersspezifische Ängste, die es zu bewältigen gilt und die ebenfalls einen Entwicklungsschritt darstellen. Um diese Modelle im Vergleich darzustellen, nutze ich die Grafik aus dem Buch Coaching für Kinder und Jugendliche, das ich gemeinsam mit meinem Mann Michael geschrieben habe:

1 *Zudem findest du in unserem Buch „Coaching für Kinder und Jugendliche" einen ausführlicheren Teil zur Entwicklungspsychologie. Im Literaturverzeichnis habe ich ein paar weitere Bücher zum Thema herausgesucht.*

ALTER	ALTERSÜBLICHE ÄNGSTE	FREUD (PSYCHOSEXUELLE ENTWICKLUNGSPHASEN)	ERIKSON (PHASEN DER PSYCHOSOZIALEN ENTWICKLUNG)	PIAGET (PHASEN DER KOGNITIVEN ENTWICKLUNG)
0–6 MONATE	Laute Geräusche	Orale Phase (Mund als Bezugsorgan)	Vertrauen vs. Misstrauen	Sensumotorisches Stadium
6–9 MONATE	Fremde Menschen			
9–12 MONATE	Trennung, Verletzung			
2. LJ	Eingebildete Figuren, Tod, Einbrecher	Anale Phase	Autonomie vs. Scham & Zweifel	
3. LJ	Tiere (Hunde), Alleinsein			Präoperationales Stadium (bis 7.LJ)
4. LJ	Dunkelheit	Phallische Phase (4./5.LJ)	Initative vs. Schuldgefühl	
6–12 JAHRE	Schule, Verletzung, Krankheit, soziale Situationen, Gewitter	Latenzphase	Werksinn vs. Minderwertigkeitsgefühl	Konkret operationales Stadium (bis 11. LJ)
13–18 JAHRE	Verletzung, Krankheit, soziale Situationen, Sexualität	Genitale Phase (Pubertät)	Ich-Identität vs. Ich-Identitätsdiffusion	Stadium der formalen Operationen

Tab. 1: Zusammenfassung der Modelle

Zu den bekanntesten Entwicklungsforschern unserer heutigen Zeit gehören sicherlich auch der deutsche Hirnforscher Gerald Hüther (Deutscher Neurobiologe, der sich u. a. mit den Themen Lernen und Bildung beschäftigt) sowie der Schweizer Kinderarzt Remo Largo (1943-2020). Largo ging es vorherrschend um die Individualität des Kindes. Wir Erwachsene (vornehmlich die Eltern) haben die Aufgabe, das Kind darin zu begleiten, seine wahren Fähig- und Fertigkeiten zu entdecken. Eine Haltung, die ich teile. Largo soll häufig das afrikanische Sprichwort „Um ein Kind aufzuziehen, braucht es ein ganzes Dorf." zitiert haben.

Kinder benötigen vielfältige Erfahrungen und Erlebnisse, um ihre intrinsische Motivation zu fördern und zu erhalten. Sie benötigen authentische Begleiter, die ihnen wertschätzend und offen begegnen, ebenso wie das Zusammensein mit anderen Kindern. Vor allem sollten wir sie so sein lassen, wie sie sind, und nicht ständig etwas verändern oder gar optimieren wollen.

Wir unterstützen unsere Kinder, indem wir unsere Angebote an ihren jeweiligen Entwicklungsstand anpassen. Diesen können wir meist gut durch Beobachtung erkennen. Beschäftigt sich ein Kind konzentriert und langanhaltend mit etwas, dann ist das ein Zeichen dafür, dass dieses „Lernfenster" gerade bedient sein möchte. Wir entdecken dann die Freude und Offenheit beim Kind sowie den Willen, etwas entdecken zu wollen. Das kennst du sicher auch von dir: Wenn dich etwas interessiert, lernst du wesentlich leichter und freudvoller.

Es ist also Teil einer ganzheitlichen Erziehung, unsere Kinder darin zu begleiten, mit Freude und Neugierde zu lernen. Eine wesentliche Aufgabe hat hierbei das Gehirn. Es speichert eine Information und kann sie im besten Fall zu gegebenem Zeitpunkt wieder abrufen. In seinem Buch setzt sich Satyananda auch mit Ideen des mühelosen Lernens auseinander.

„In einem traditionellen Klassenraum müssen Schüler aufpassen, das ist eine Funktion der linken Hemisphäre. Während sie jedoch versuchen, aufzunehmen, was der Lehrer sagt, nimmt ihr Unterbewusstes, die rechte Hemisphäre, ständig Signale auf, die nichts mit dem zu tun haben, was der Lehrer sagt. In Yoga Nidra dagegen werden die vom Unterbewusstsein empfangenen Signale so geordnet, dass der gesamte Geist sie aufnehmen kann. Daher kann ein größerer Teil des Gehirns mühelos auf das Lernen gerichtet werden." (Satyananda, 2016, S. 189)

So kann ebenso das Lernen während Yoga Nidra mit Musik verstärkt werden. Einige interessante Ansätze sind für uns dort zu entdecken, denn grob gesagt geht es darum, beide Hirnhälften in Einklang zu bringen. Im Kapitel Yoga Nidra werden wir uns das genauer anschauen.

Selbstreflexion

Wie oft gönne ich mir kleine Ruhepausen?

Bin ich neugierig an meiner eigenen Innenwelt interessiert?

Bin ich mir bewusst, welche Anteile meine eigenen sind, vor allem in herausfordernden Situationen?

Deine Notizen

4

Ich fühle was, was du nicht fühlst ...

Über unsere Gefühle und Bedürfnisse

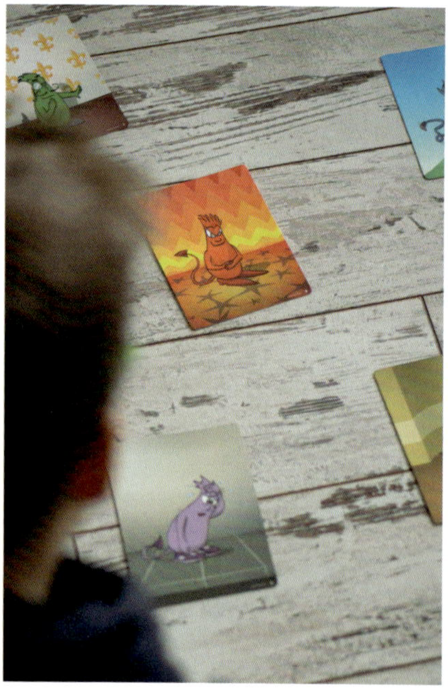

Eine Grundvoraussetzung der Selbstregulation ist es, über seine eigenen Gefühle und Bedürfnisse Bescheid zu wissen. Wir lernen, unsere Gefühle und Bedürfnisse wahrzunehmen, sie in Worte zu fassen und mit ihnen umzugehen. Haben wir diese Fähigkeit nicht, fehlt uns etwas Essenzielles. Ich würde sogar so weit gehen zu sagen, dass ohne diese Fähigkeit alles andere, was wir an pädagogischen, psychologischen, therapeutischen oder beratenden Tools und Möglichkeiten haben, nicht fruchten wird. Denn aus meiner Perspektive ist diese Fähigkeit die Grundlage von allem. Auch im Sinne der Co-Regulation (s. Kapitel 8) ist sie unabdingbar.

So ist in meiner Arbeit das Thema Gefühle immer ein grundlegendes und findet sich in jeder meiner Stunden, Workshops, Aus- und Weiterbildungen wieder. Ich denke, dass es sehr viel weniger Konflikte im Miteinander geben würde, wenn wir in der Lage wären, unsere Gefühle zu kommunizieren.

Wir Menschen wollen nicht nur gesehen, sondern auch gefühlt sein. Dieser Satz, den Thomas Lang in einer Fortbildung zu Bindung und Trauma sagte, hat mich sehr berührt, denn sich gefühlt zu fühlen hat noch einmal eine andere Dimension als rein gesehen zu sein. Und doch ist das Gefühlt sein nicht immer so leicht, sind doch das Fühlen ebenso wie unsere Gefühle und Emotionen insgesamt etwas sehr subjektives. Sicher kennst du das auch, dass in einer Situation dein Gegenüber vielleicht wütend auf etwas reagiert und du nicht unbedingt nachempfinden kannst, warum das so ist.

So ist das schon einmal eine grundlegende Erkenntnis: Wir alle erleben Gefühle auf unsere eigene Art und Weise. Ebenso kann eine Situation, ein Erlebnis sehr unterschiedliche Gefühle bei verschiedenen Menschen hervorrufen. Wir sind eben keine Maschinen, die auf kausale Weise funktionieren, sondern sensible und individuelle Wesen. Das macht unsere Arbeit ganz wunderbar vielfältig, aber dennoch manchmal auch herausfordernd.

Gefühle vs. Emotionen

Oftmals werden die beiden Begriffe vermischt oder als ein Sowohl-als-auch verwendet. Es gibt jedoch einen Unterschied in der Bedeutung. Wobei ich jedoch vorrauschicken muss, dass es in der Begriffserklärung keine ganz eindeutige Zuschreibung gibt, sondern dass je nach Fakultät unterschiedliche Bedeutungen verwendet werden.

Im englischen Wort e-motion steckt das Wort *motion*, das „Bewegung" heißt. So können wir eine Emotion als etwas beschreiben, dass uns bewegt oder in Bewegung bringt. Eine Emotion ist sehr komplex und hat auch eine physische Komponente. Wir erleben also in der Emotion eine körperliche Reaktion, wie zum Beispiel Schwitzen, Erröten, Gänsehaut, „Schmetterlinge im Bauch" oder Ähnliches. Außerdem sind auch Denkprozesse ein Teil der Emotion. Das Gefühl ist Teil der Emotion und sehr subjektiv in der Wahrnehmung. Die Verarbeitung unserer Gefühle findet in unserem Gehirn im limbischen System statt.

Der amerikanische Anthropologe und Psychologe Paul Ekman hat die Basisemotionen (Freude, Trauer, Wut, Angst, Ekel, Überraschung) empirisch nachgewiesen und fügte noch die Verachtung hinzu (Ekman, 2016). Diese sieben Emotionen werden scheinbar überall auf der Welt erkannt, gleich in welcher Kultur oder Sozialisation man aufgewachsen ist (vgl. Drimalla, 2011). Manch andere zählen zu den Basisemotionen auch noch Liebe, Schuld und Scham. So gibt es unterschiedliche Meinungen, mit welcher Grundausstattung wir auf die Welt kommen und welche Emotionen anerzogen sind. Unsere Emotionen dienen nicht nur als Kommunikationselement, sondern zeigen uns auch auf ganz einfache Weise, ob ein Bedürfnis erfüllt wurde oder nicht.

Häufig höre ich, dass es „gute/positive" und „schlechte/negative" Gefühle gibt. Dieser Aussage möchte ich sehr deutlich widersprechen. Alle unsere Gefühle sind gut und richtig, wie sie sind, und zeigen uns eine ganze Menge über uns. So ist Wut zum Beispiel ein wichtiges Signal, es ist ein Abgrenzungsimpuls und in der Regel eine Handlungsaufforderung.

Bedürfnisse – was brauche ich?

Zu den Grundbedürfnissen, die jeder Mensch hat, kommt noch eine lange Liste differenzierter Bedürfnisse, die sehr individuell sein können. Auch hierzu gibt es verschiedene Modelle, von denen wir uns zwei anschauen werden.

Die Bedürfnispyramide nach Maslow (amerik. Psychologe (1908–1970)) zeigt ein Stufenmodell, das in fünf Teile aufgeteilt ist.

Die unterste Stufe der *Grund-* und *Existenzbedürfnisse* betrifft unsere physiologischen Bedürfnisse, also Nahrung, Schlaf, Wärme, Sauerstoff und Bewegung.

Die nächste Stufe ist Sicherheit. Wir wollen ohne Angst sein, uns geschützt fühlen, Geborgenheit erfahren. Hierzu gehören auch Struktur und Ordnung.

In der dritten Stufe finden sich unsere *Sozialbedürfnisse* wie Zugehörigkeit, Gemeinschaft, Liebe. Diese drei Stufen sind laut Maslow unsere essenziellen Bedürfnisse und werden auch Defizitbedürfnisse genannt. Erst wenn diese erfüllt sind, können die sogenannten Wachstumsstufen folgen, die Stufe *Anerkennung* und *Wertschätzung* sowie die der Selbstverwirklichung. Denken wir an unser Nervensystem, dann sehen wir hier die gleiche Grundannahme, nämlich, dass wir uns sicher fühlen müssen und unsere grundlegenden Bedürfnisse erfüllt sein müssen, damit wir lernen, wachsen und uns selbst verwirklichen können.

Der amerikanische Psychologe Klaus Grawe (1908–1970) entwickelte gemeinsam mit Franz Casper (Schweizer Psychologe) die Schemaanalyse, in deren Weiterentwicklung er die sogenannte Konsistenztheorie postulierte, in der er vier Grundbedürfnisse nannte. Im Gegensatz zu Maslow gibt es hier keine Hierarchie. Werden diese Bedürfnisse nicht oder unzureichend erfüllt, entsteht ein Mangelgefühl.

- *Bindungsbedürfnis:* Wir Menschen brauchen Bindung. Wir kommen als hilflose Wesen auf die Welt und benötigen zum Überleben die Nähe der Mutter (oder einer anderen Bezugsperson). Wird dieses Bedürfnis nicht erfüllt, fühlen wir uns einsam, ausgegrenzt, nicht zugehörig.
- *Bedürfnis nach Orientierung und Kontrolle:* Wir wollen die Welt verstehen und an ihr teilhaben. Hier steckt auch die Selbstwirksamkeit drin, denn wir wollen Einfluss haben und mitentscheiden. Bei Nichterfüllung dieses Bedürfnisses entsteht Hilflosigkeit, wir fühlen uns abhängig, ausgeliefert und unsicher.
- *Bedürfnis nach Selbstwerterhöhung und Selbstwertschutz:* Wir wollen in unserer Einzigartigkeit gesehen sein, wertgeschätzt werden und uns gut so fühlen, wie wir sind. Wird dieses Bedürfnis nicht erfüllt, entstehen Empfindungen wie Ungeliebt-Sein, Scham oder Minderwertigkeitsgefühle.
- *Bedürfnis nach Lustgewinn und Unlustvermeidung:* Frei nach dem systemischen Ansatz: Wenn etwas gut funktioniert, mach mehr davon. Funktioniert es nicht, lass es sein. Wir alle möchten angenehme Zustände erhalten oder verstärken und Negativempfundenes soll am liebsten weg. Dies ist sehr subjektiv. Bei Nichterfüllung können Empfindungen wie Unwohlsein, Stress, Überlastung oder Müdigkeit auftreten.

Dies ist nur ein kleiner Einblick in das Thema der Gefühle und Bedürfnisse, doch zeigt sich hier bereits, wie wichtig es für unsere Arbeit ist, dass wir auch hierrüber ein wenig Wissen haben, denn wenn ich ein Kind oder Jugendlichen mit einem gewissen Verhalten erlebe, dann kann ich hierzu Vermutungen anstellen, welches Bedürfnis möglicherweise nicht erfüllt wurde. So können wir ins Gespräch kommen, das Kind oder der Jugendliche wird gesehen, gefühlt und ernst genommen und kann so, im Sinne der Selbstwirksamkeit, darin begleitet werden, mit der Situation umzugehen.

Selbstreflexion

Habe ich Worte für meine Gefühle und Bedürfnisse?

Spüre ich meine Gefühle und Bedürfnisse?

Gelingt es mir, auf meine Bedürfnisse zu hören?

Deine Notizen

5

Ein kleiner Ausflug ins Gehirn

Unser Gehirn ist wahrlich ein Wunderwerk. Es steuert unsere Körperfunktionen und ermöglicht uns das Denken und Fühlen. Die Generation vor uns war noch der Ansicht, dass sich unser Gehirn nur in den ersten Lebensjahren verändert und dann wäre es quasi fertig. Diese Annahme konnte mittlerweile widerlegt werden. Wir wissen heute, dass unser Gehirn die Fähigkeit der Neustrukturierung und Umformung besitzt. Es lernt also nie aus. Und das Tolle dabei ist, dass uns diese – Hirnplastizität genannte – Fähigkeit ein Leben lang erhalten bleibt. (s. Literatur von G. Hüther, E. Crone und D. Siegel).

Da dies kein Buch über das Gehirn ist, gibt es hier nur kurz ein paar Fakten, die uns helfen, uns selbst und andere etwas besser zu verstehen. Und vielleicht erzeugen sie auch das ein oder andere Aha-Erlebnis.

- Dein Gehirn ist einzigartig und perfekt auf deinen Körper zugeschnitten.
- Bei der Geburt verfügt das Gehirn bereits über so viele Nervenzellen (Neuronen) wie das Erwachsenen-Gehirn (schätzungsweise 100 Milliarden).
- Eine Gehirnzelle kann sich mit bis zu 1.000 anderen Hirnzellen vernetzen.
- Das Gehirn verfügt über eine enorme Lern- und Anpassungsfähigkeit.
- Das Gehirn steigert seine Effizienz in der Arbeitsleitung und der Fähigkeit Homöostase herzustellen während des Heranwachsens, vor allem in der Adoleszenz.
- Das Gehirn kategorisiert und ist in der Lage wichtiges von unwichtigem zu unterscheiden (Das macht es nicht immer leicht, denn was für das Gehirn unwich-

tig erscheint, ist es für uns nicht unbedingt. Da kommt übrigens auch Yoga, also die Innenschau ins Spiel.)

- Das Gehirn eines Kleinkindes verfügt über eine schier unglaubliche Lern- und Entwicklungsfähigkeit. Kinder im Alter von zwei Jahren lernen im Schnitt sechs neue Wörter am Tag, weshalb ihr Gehirn auch mehr Kalorien verbraucht. (Bei Kleinkindern sind das etwa 50 Prozent des täglichen Kalorienbedarfs, während das Gehirn eines Erwachsenen mit etwa 18 Prozent des tägliche Kalorienbedarfs auskommt.)
- Die sogenannten sensiblen Phasen sind Zeitfenster im kindlichen Gehirn, in denen es besonders sensibel und aufnahmefähig für bestimmte Lerninhalte ist (z. B. für den Spracherwerb bis ca. zum sechsten oder siebten Lebensjahr).
- Das Gehirn funktioniert nach dem Prinzip „Use it or loose it". Was nicht genutzt wird, wird abgebaut.

Schauen wir nun noch kurz, was hirnphysiologisch in der Pubertät geschieht.

Zu Beginn möchte ich die beiden Begriffe Pubertät und Adoleszenz erklären, da diese bisweilen synonym benutzt werden. Die Adoleszenz umfasst das Alter von etwa zehn bis 25 Jahren. Meist wird hier der Fokus auf die psychosoziale Entwicklung gelegt. Die Pubertät ist der Teil der Adoleszenz, in der die Geschlechtsreife entsteht.

Damit das Mädchen zur Frau und der Junge zum Mann wird, müssen im Gehirn bestimmte Signale ausgesendet werden, die eine Kettenreaktion auslösen, die wiederum den Körper radikal verändert. Doch nicht nur der Körper verändert sich, auch das Gehirn wird neu strukturiert.

Die Umbauarbeiten beginnen zunächst in den ältesten Hirnregionen, also den Regionen, die evolutionsgeschichtlich am längsten vorhanden sind. Hier befindet sich unter anderem das Zentrum des Seh- und Hörsinns. Danach folgen die Areale, die für komplexere Aufgaben zuständig sind, wie zum Beispiel für das analytische Denken und das Langzeitgedächtnis. Das Gehirn ist in diesem Alter so leistungsfähig wie nie mehr wieder. Jetzt fällt die Entscheidung, welche Fähig- und Fertigkeiten langfristig ge- und verstärkt werden. Deshalb ist diese Lebensphase besonders geeignet, musische, künstlerische oder sportliche Talente zu entwickeln. Tests zeigen (vgl. Epstein, 2008), dass Jugendliche mit etwa 14 Jahren die höchsten Werte im Bereich der Gedächtnisleistung, Wahrnehmungsfähigkeit und Intelligenz aufweisen. Eine Information, die gleichermaßen für die Jugendlichen selbst, als auch für ihre Begleiter eine spannende ist.

Nicht selten erleben wir Jugendliche in ihrem Verhalten als irrational. Es entsteht der Eindruck, sie könnten Gefahren nur unzureichend einschätzen und würden sich gar sehenden Auges in gefährliche Situationen begeben. Das liegt vor allem daran, dass die Umbauarbeiten im Stirnhirn (Präfrontaler Kortex) am längsten dauern. Diese Region des Gehirns ist an vielen komplexen Aufgaben beteiligt, wie zum Beispiel an der Impulskontrolle, sozialen Interaktionen, unserer Selbstwahrnehmung sowie an der Planung und Entscheidungsfindung. Das Stirnhirn ermöglicht uns ebenso Empathie und Einfühlungsvermögen. Wir haben die Fähigkeit, uns in andere Menschen hineinzuversetzen und ihr Denken, Fühlen und Handeln zu interpretieren. Wir unterscheiden zwischen positiv und negativ und sind in der Lage, unangemessenes und riskantes Verhalten zu erkennen und zu hemmen. Nun wird ausgerechnet dieses Areal während der Pubertät zur permanenten Großbaustelle.

Hinzu kommt noch, dass in der Pubertät das Streben nach Belohnung einen extrem hohen Stellenwert hat und sich häufig über die Vernunft hinwegsetzt. Die Jugendlichen sind zwar durchaus in der Lage, zwischen richtig und falsch zu unterscheiden, jedoch kommen ihnen dann ihre Emotionen in die Quere. Auch die erhöhte Risikobereitschaft, die uns manchmal den Atem anhalten lässt, ist auf diese veränderte Aktivität des Belohnungssystems zurückzuführen.

Hier noch ein paar Fakten:

- In der Pubertät wird das schlaffördernde Hormon Melatonin etwa ein bis zwei Stunden später ausgeschüttet, die Jugendlichen können also erst später einschlafen und es fällt ihnen schwer, morgens früh aufzustehen.
- Der Umbau des Gehirns in der Pubertät dient, wie bereits oben erwähnt, der Effizienz.
- Das Gehirn von Jugendlichen ist in mancher Hinsicht leistungsfähiger als das Gehirn Erwachsener (z. B. hat es eine kürzere Reaktionszeit).
- Das pubertierende Gehirn ist äußerst flexibel und in einer regelrechten Hochphase.
- Jugendliche werden häufig regelrecht von ihren Gefühlen übermannt, da der Umbauprozess und die Reifung nicht in allen Hirnarealen zur gleichen Zeit ablaufen.
- Solange der präfrontale Kortex noch nicht ausgereift ist, sind die Jugendlichen noch nicht in der Lage, Impulse aus anderen Hirnregionen zu beherrschen.

- Gerade Jugendliche haben die Kraft, unsere Gesellschaft zu bereichern und ein Umdenken zu erreichen. Viele Erfinder, Denker, Entdecker waren unter 25 Jahre alt, als sie ihre Ideen entwickelten.

Selbstreflexion

Erinnere dich an deine eigene Kindheit und Jugend.

Vielleicht stellst du Parallelen fest?

Kannst du dich empathisch einfühlen in die Kinder und Jugendlichen heute?

Tipp

Oft sehen wir das Verhalten von Heranwachsenden durch unsere erwachsene Brille. Doch Kinder und Jugendliche verhalten sich gemäß ihrer Entwicklung eben nicht wie wir Erwachsenen. Sie lernen und erproben sich. Sie machen Erfahrungen und stellen unsere Aussagen in Frage. So tun wir gut daran, unsere Brille aktiv zu verändern, nämlich indem wir uns das Verhalten auch durch die jeweilige Altersbrille anschauen. Dies trägt zu mehr Verständnis bei und mindert Konflikte.

6

Stress mich nicht

Stress ist ein großes Thema unserer Zeit, leider vermehrt auch bei Kindern und Jugendlichen. Gab es vor einigen Jahren noch die Vorstellung, es gäbe keine Stresserkrankungen während des Heranwachsens, so müssen wir hier mittlerweile anders denken.

Unser Leben ist häufig gekennzeichnet durch enormen Leistungs- und Erwartungsdruck. Schon im Kindergartenalter wird mitunter mehr Wert auf Förderung als aufs

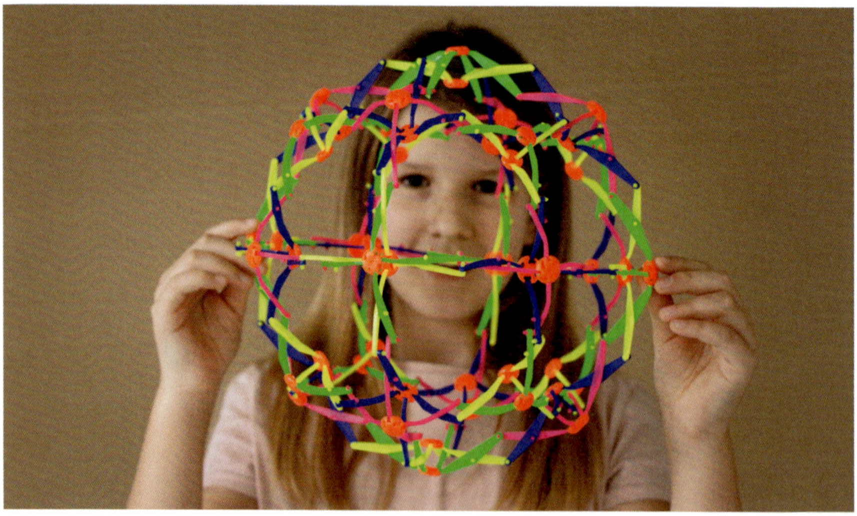

Spielen gelegt. Kinder sollen früh aufs Lernen vorbereitet werden, doch wenn ihr Gehirn noch nicht die nötige Reife für den jeweiligen Entwicklungsschritt hat, dann fördern wir nicht, sondern stressen das Kind nur. Wobei wir, meiner Meinung nach, nicht wirklich auf Lernen vorbereitet werden müssen, denn Lernen entspringt aus einer intrinsischen (innerlichen) Motivation heraus. Hätten wir diese nicht, würden wir weder laufen, sprechen noch sonst eine Fähigkeit besitzen.

Hinzu kommt der schnelle Rhythmus unseres Lebens. Wir sind immer in Eile und wissen manchmal gar nicht, wo uns der Kopf steht. Multitasking scheint eine wichtige Fähigkeit unseres Alltags zu sein. Doch Multitasking ist das Gegenteil von Achtsamkeit und kann dazu führen, dass das sympathische System häufig daueraktiv ist, was wir uns im Folgenden genauer anschauen werden.

Brumm, fährt er fort – unser autonomes Nervensystem

Unser autonomes Nervensystem (ANS) heißt so, weil wir über die Regulation bestimmter Körperfunktionen nicht nachdenken müssen. Es regelt alle Abläufe in unserem Körper, die wir nicht willentlich steuern können. Hierzu gehören neben Herzschlag und Atmung auch unsere Verdauung und unser Stoffwechsel. Das ANS sorgt für Homöostase, dient also der Erhaltung unseres inneren Gleichgewichtes. Es speichert Energie und kann diese je nach Bedarf auch wieder freisetzen.

Zwei wichtige Teile unseres zentralen Nervensystems sind der Sympathikus und der Parasympathikus. Ihre Nervenbahnen führen von unserem zentralen Nervensystem zu unseren Organen. Wie die beiden Gegenspieler funktionieren und warum dieses Wissen auch für unsere Arbeit mit Yoga Nidra hilfreich ist, schauen wir uns nun im Einzelnen an.

Der Sympathikus ist meist als „Kampf und Flucht"-System bekannt. Er bewirkt, dass der Blutdruck steigt, die Herzfrequenz zunimmt und Stresshormone (Adrenalin, Noradrenalin und Cortisol) ausgeschüttet werden. Das Blut wird vorrangig der Skelettmuskulatur zur Verfügung gestellt, um so den Körper auf Flucht oder Kampf vorzubereiten. Der Sympathikus funktioniert nach dem Alles-oder-nichts-Prinzip. Das bedeutet, dass unser gesamter Organismus reagiert, wenn wir unter Stress stehen. Die Stressoren heutzutage können – auch für unsere Kinder und Jugendlichen – über Termindruck, Erwartungen anderer und Multitasking bis hin zum Mobbing reichen.

Der Parasympathikus hat eine andere Aufgabe. Er senkt den Blutdruck und verlangsamt den Atem. Das Blut, das nun nicht mehr für Flucht oder Kampf in den Muskeln benötigt wird, kann wieder zurück in andere Systeme (Verdauungsorgane, Drüsensysteme usw.) fließen. Das parasympathische System, genauer gesagt der ventrale Vagus, (s. Kapitel 7) wird im Yoga durch Atemübungen und Meditation trainiert und kann somit zur Regeneration und Entspannung beitragen.

Lernen = Stress?

Unser Schulsystem stellt hohe Anforderungen an unsere Kinder. Es fordert (und überfordert) Kompetenzen, wie zum Beispiel langes, konzentriertes Stillsitzen, das nicht dem natürlichen Lernen eines Kindes entspricht. Kinder sind aufgrund ihrer Entwicklungsprozesse und der Hirnreife bewegungsfreudig. Ein Grundschüler kann sich in der Regel ca. 15 bis 20 Minuten konzentrieren,[2] dann ist Bewegung (bedeutet auch die Bereitstellung von Sauerstoff fürs Gehirn) angesagt. Kinder benötigen unterschiedliche Bewegungsmuster und -angebote für eine gesunde Entwicklung. Ständiger Druck, langes Sitzen und Konzentration über lange Zeiträume ohne angemessene Bewegungspausen sind echter Stress und können zu Konzentrationsstörungen führen (vgl. BVKJ, o. J.). Zudem haben unsere Kinder auch am Nachmittag wenig natürliche Bewegung, da sie dann häufig auch noch ein straffes (Förder-) Programm vor sich haben.

Viele Kinder- und Jugendärzte postulieren das bereits seit einigen Jahren (Stichwort „early-life-stress", vgl. Weiß, 2021), doch geändert hat sich bislang leider wenig. Kinder brauchen einen Ausgleich, entsprechende Angebote, sowie gute Vorbilder, um mit ihrem Alltag umzugehen und um sich zu gesunden und glücklichen Erwachsenen entwickeln zu können.

Kinderwelten 2008 ist eine Studie, die das Institut Wiesmann Forschen & Beraten, Köln, im Auftrag von Super RTL durchgeführt hat (vgl. Guth & Schulte, 2009, S. 7f.). Diese Untersuchung stellte bereits damals (!) fest, dass sich die Zahl der Schüler, die über Kopf- oder Bauchschmerzen klagen, mit Eintritt in die vierte Klasse verdoppelt. Der Druck wird für die Kinder vermehrt spürbar. Der Wechsel in die weiterführende Schule steht bevor und der Spaß an der Schule sinkt mit steigendem

2 *Oft verwendet wird die Formel Alter des Kindes x 2 = Konzentrationsdauer (bedenke, dass dies immer nur ungefähre Werte sind)*

Leistungsdruck. Lernen soll jedoch Freude machen. Wir lernen am besten, wenn wir motiviert und mit Spaß bei der Sache sind. Und vor allem müssen wir uns sicher fühlen (vgl. Kapitel 7) . Dieser wichtige Aspekt wird leider häufig vergessen. Ich bin als Teamleitung im Bereich Teilhabeassistenz regelmäßig an Grund-, Förder- sowie auch an weiterführenden Schulen unterwegs und muss leider feststellen, dass es nach wie vor in viel zu vielen Schulen an genau diesem wichtigen Faktor fehlt: der Möglichkeit sich sicher und gesehen zu fühlen. Wir haben meist zu große Klassen, zu wenig Lehrpersonal. Es ist unruhig, eng, laut und wuselig. Von den zum Großteil veralteten Gebäuden gar nicht zu reden. Im Großen und Ganzen also alles andere als eine schöne und entspannte Lernatmosphäre. Solltest du in einem solchen Umfeld lernen müssen, ich nehme an, das wäre nicht deine erste Wahl.

Yoga und Achtsamkeit in der Schule, Schulfächer, die wirklich aufs Leben vorbereiten, sowie resilienzstärkende Übungen sollten hier mehr Einzug halten. Es ist ganz eindeutig an der Zeit, umzudenken, denn viele Menschen (inklusive mir) stellen deutlich in Frage, dass Schule in ihrer jetzigen Form zu einer gesunden Entwicklung beiträgt. Hierzu habe ich, gemeinsam mit meiner Kollegin Mona Bekteši das Buch „Achtsamkeit und Entspannung in der Schule" geschrieben, da uns dieses Thema bereits seit vielen Jahren bewegt.

Soziale Medien, ein moderner Stressor?

Ein zusätzlicher Stressfaktor unserer Zeit ist sicherlich auch das Internet, insbesondere die sozialen Medien. Viele Kinder bewegen sich immer früher auf diesen Plattformen. Das hat sicherlich nicht nur Nachteile. Man kann sich vernetzen und das auch über größere Entfernungen hinweg. Es birgt aber auch diverse Gefahren. Im Netz geht es vor allem darum, sich von seiner besten Seite zu zeigen. Wie sehe ich aus? Was besitze ich? Wie viele Follower habe ich? Ziemlich viel „Show and Shine". Das wahre Leben findet hier kaum statt. Wie sich der Mensch wirklich fühl, ein realistisches Abbild wird selten gezeigt.

Jeder will erfolgreich sein, mit möglichst vielen Likes und einer großen Community. Und auch hier hat sich bereits eine Angst etabliert, die man „Fear of missing out" (FOMO), also die Angst etwas zu verpassen, nennt (vgl. AOK, 2021).

Zudem wurden wir 2020 mit einer Situation konfrontiert, die bislang niemand von uns erfahren hatte. Die Welt erlebte eine Pandemie in einem Ausmaß und mit Restriktionen, die wir uns vorher sicherlich niemals hätten vorstellen können. Wir Erwachsenen waren oft überfordert und hatten keinerlei Erfahrungswerte, auf die wir zurückgreifen konnten. Das hat es für unsere Kinder nicht einfacher gemacht, denn viele Eltern waren nicht in der Lage, ihre Kinder im Umgang mit und in der Bewältigung dieser Situation angemessen zu begleiten.

Die COPSY-Studie (Corona und Psyche) des Universitätsklinikums Hamburg-Eppendorf (UKE) ist bundeweit die erste sowie international eine der wenigen Längsschnittstudien ihrer Art. Sie untersucht seit 2020 die psychische Gesundheit von Kindern und Jugendlichen sowie deren Familien. In einer zweiten Befragungsrunde kam sie zu dem Ergebnis, das bundesweit fast jedes dritte Kind ein Jahr nach Pandemiebeginn unter psychischen Auffälligkeiten leidet. Mittlerweile gibt es bereits eine siebte Befragungswelle, bei der nach wie vor festgestellt wurde, dass die psychische Belastung der Kinder und Jugendlichen deutlich höher ist als vor der Pandemie (vgl. UKE Hamburg, 2020).

Im Kindergesundheitsbericht 2024 hat sich die Stiftung Kindergesundheit in Zusammenarbeit mit der Deutschen Gesellschaft für Sozialpädiatrie und Jugendmedizin und der Deutschen Gesellschaft für Kinder- und Jugendpsychiatrie vor allem mit dem Thema „Schule und Gesundheit" befasst. Da Kinder zwischen neun und dreizehn Jahren ihres Lebens dort verbringen, ist dies sicher ein zentraler Ort, nicht nur des Lernens, sondern auch der Entwicklung und hat somit eine äußerst verantwortungsvolle Aufgabe. Es wird deutlich, dass es den Kindern an Bewegung fehlt und dass bis zu 20 Prozent der Schüler an psychischen Erkrankungen leiden, die behandlungsbedürftig sind (Stiftung Kindergesundheit, S.2).[3]

Nach wie vor weisen sehr viele Menschen darauf hin, wie wichtig es ist, dass wir den Stress unserer Kinder und Jugendlichen ernst nehmen und endlich etwas verändern! Denn lässt das Gefühl von Stress nicht nach, hat das Konsequenzen. Die ständige Anspannung hat Auswirkungen auf unser Herz-Kreislaufsystem, ebenso wie die dauernde Überflutung mit den Stresshormonen Adrenalin und Cortisol.

So können wir festhalten, dass auch unsere Kinder und Jugendlichen vermehrt Stressoren ausgesetzt sind und sie Hilfestellungen benötigen, um mit diesen Herausfor-

3 *S. 2 in: Stiftung-Kindergesundheit (2024). Kindergesundheitsbericht 2024. Zugriff unter https://www.kindergesundheit.de/Die-Stiftung/Kindergesundheitsberichte/_docs/KGB_Zusammenfassung_FINAL.pdf*

derungen umzugehen. Hierzu gehört definitiv auch das Erlernen von Strategien und Techniken zur Selbstregulation und Selbstberuhigung.

Noch ein Satz zum Schluss: Wusstest du, dass bei Ausgrenzung die gleichen Areale im Gehirn aktiv sind wie bei körperlichem Schmerz? Ausgrenzung verursacht ebenso Stress, also eine doppelt unschöne Erfahrung. Wir sollten uns bewusst sein, was dieses Erleben mit Menschen macht und dass dies auch eine Langzeitwirkung hat sowie das sich entwickelnde Gehirn bei Jugendlichen beeinflussen kann (vgl. Universität Greifswald, 2021). Deshalb sollten wir sorgsam darauf achten, dass wir Kinder und Jugendliche in einer Gruppe nicht ausgrenzen und ebenso einschreiten, falls das durch Gruppenmitglieder geschieht.

Selbstreflexion

Was sind meine Stressoren?

Was hilft mir in stressigen Situationen?

Gelingt es mir, mir kleine Auszeiten zu nehmen?

7

Alles reine Nervensache

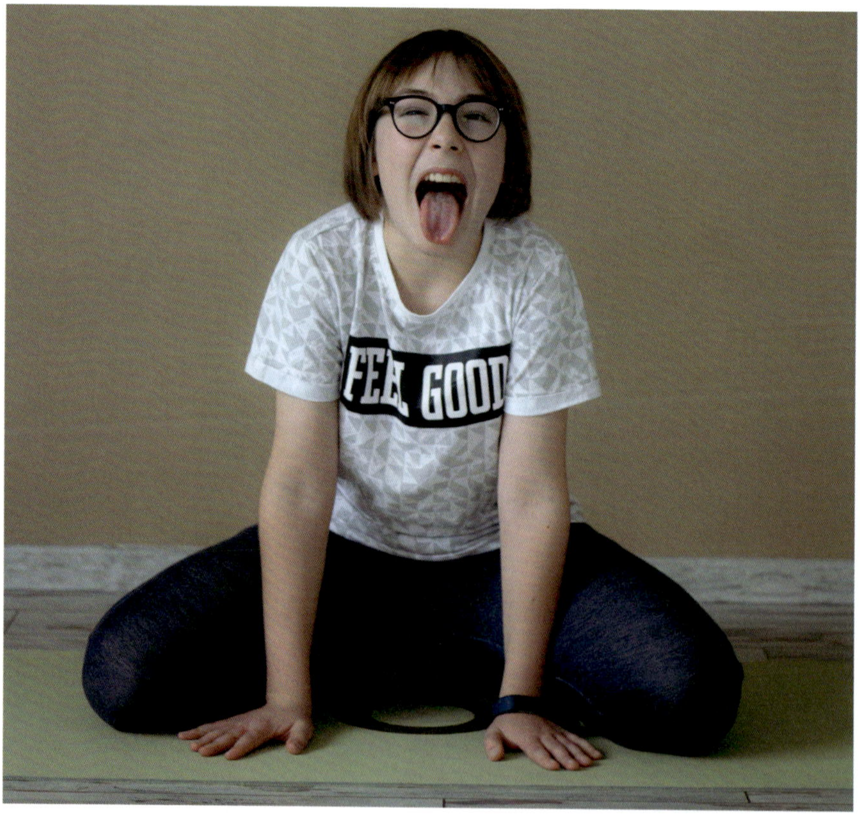

Vielleicht kennst du das auch, da gibt es eine Situation oder einen Menschen, der dich sofort einen Meter aus dem Stand springen lässt. Einer deiner Monsterknöpfe wurde quasi gedrückt. Ich nutze gerne den Begriff des Monsterknopfes, da er ein bisschen verspielt und nicht so hart ist. Das Wort Trigger wird in unserem Sprachgebrauch mittlerweile häufig für einen Auslöser verwendet. Denn triggern heißt wörtlich übersetzt auslösen. Ursprünglich vor allem in Medizin und Psychologie benutzt für den Auslöser einer körperlichen oder emotionalen Reaktion, eines Affektes oder traumatischen Erlebnisses. So verwenden wir häufig in unserem Sprachgebrauch Sätze wie „Das triggert mich." oder Ähnliches. Da mir Sprache sehr am Herzen liegt und ich es auch sinnvoll finde, nicht einfach nur Worte zu übernehmen, sondern sich darüber bewusst zu sein, was sie im Ursprung bedeuten oder woher sie stammen, war mir dieser kleine Exkurs wichtig.

Also zurück zum Auslöser. Es reicht oftmals ein Wort, der Tonfall, eine Geste oder eine Verhaltensweise aus und wir gehen in die Luft. Doch was passiert da eigentlich in uns? Um das besser zu verstehen und auch im Sinn der Selbstregulation schauen wir uns mal an, was da in unserem Körper konkret in unserem Nervensystem passiert. Das Sympathische und Parasympathische System hast du bereits im letzten Kapitel kennengelernt. Nun gehen wir einen Schritt weiter.

Wir schauen uns einen Nerv etwas genauer an, den Nervus Vagus, kurz Vagus genannt. Er ist unser X. Hirnnerv und wird auch umherschweifender Nerv genannt, da er sich in seinem Verlauf verzweigt. Der Vagus ist der größte Nerv des parasympathischen Systems und an der Regulation unserer inneren Organe beteiligt. Er beginnt im Gehirn und verläuft über unser Herz und die Lunge bis hinunter in unseren Magen-Darm-Bereich. Von allen Nerven durchzieht er das größte Gebiet unserer Organe. Der Vagus spielt eine wichtige Rolle bei der Verdauung, der Herzfrequenz und der Atmung. Er kommuniziert unter anderem die Bedürfnisse unserer Organe an unser Gehirn (wie z. B. Hungergefühl, wenn unser Magen knurrt) und ist somit auch ein wichtiger Teil der Steuerung unseres Verhaltens und unserer Reaktionen auf unsere Umwelt.

Durch den amerikanischen Neurowissenschaftler und Psychiater Dr. Stephen Porges, der 1994 die Polyvagal-Theorie postulierte (vgl. Polyvagal Akademie, o. J.), bekam der Vagus eine neue Form der Aufmerksamkeit.

Lange Zeit wurde davon ausgegangen, dass unser Autonomes Nervensystem über zwei einander gegenläufig funktionierende Systeme verfügt – den Sympathikus

(Flucht-Kampf-System) und den Parasympathikus (Ruhe und Entspannung). Somit dachte man, dass der Vagus als ein einziger Nerv im parasympathischen System an der Entspannungsreaktion beteiligt sei. Die Polyvagaltheorie hat unseren Blick hier grundlegend erweitert, denn nun wissen wir, dass der Vagus aus zwei Teilen besteht. Nämlich einem ventralen (der Körpervorderseite zugewandten) und einem dorsalen (der Körperrückseite zugewandten). Wobei der ventrale Teil der deutlich jüngere in der Entwicklungsgeschichte ist. Es scheint, als hätten nur Säugetiere diesen Teil des Vagus ausgebildet; bei Reptilien konnte er bislang nicht nachgewiesen werden. (vgl. Polyvagal Akademie, o. J.)

So geht die Polyvagaltheorie davon aus, dass unser ANS aus drei Nervenkreisläufen besteht:

> „... dem vorderen Ast des Vagus (positive Entspannungszustände und soziales Engagement / soziale Zugewandtheit), dem Grenzstrang des Sympathikus (Kampf oder Flucht) und dem hinteren Ast des Vagus (Verlangsamung, Abschaltung und depressives Verhalten). Diese drei Kreisläufe regulieren unsere Körperfunktionen und helfen uns, die Homöostase, also den ausgeglichenen und konstanten inneren Zustand, aufrechtzuerhalten." (Rosenberg, 2022, S.75)

Das ist insofern wichtig für uns, weil wir, im Sinne der Selbstregulation, im besten Fall Strategien entwickeln, die uns erlauben unser Nervensystem zu regulieren. Es gibt also nicht nur die beiden Zustände „aufgeregt" und „entspannt", sondern auch die „Erstarrung", so wie viele Nuancen dazwischen.

Wenn der ventrale (vordere) Vagus aktiv ist, dann sind wir in einem Zustand des Wohlbefindens, wir fühlen uns sicher und sind neugierig und lernbereit. Wir treten in Kontakt mit anderen und sind offen für Kommunikation. Neben dem vorderen Vagus sind hier noch vier weitere dazugehörige Hirnnerven beteiligt, die sicherstellen, dass wir uns in einem ruhigen und ausgeglichenen Zustand befinden. Im optimalen Fall erleben wir hier die physiologischen Voraussetzungen für körperliche wie auch geistige und seelische Gesundheit. Wir sind in der Lage, Gesichter zu lesen, Augenkontakt aufzunehmen und in einen sozialen Austausch zu gehen. In diesem Modus sind wir kreativ und fühlen uns glücklich. Aus diesem Fühlen heraus können wir in Beziehungen mit anderen eintreten, sodass es die beste Voraussetzung für ein Zusammenkommen darstellt, sei es in der Paar-, Eltern-Kind- oder kollegialen Beziehung. Für uns bedeutet das, dass dies der wünschenswerte Zustand ist, in dem wir Menschen begleiten, und im besten Fall können wir unsere zu begleitende Person, falls nötig, co-regulieren, um ebenso in diesen Zustand zu kommen, sodass wir in Beziehung treten, lernen, sowie auch spielen möglich wird.

Nehmen wir nun eine Gefahr wahr, dann wird die Aktivität unseres vorderen Vagus von unserem ANS eingestellt und es kommt entweder zur sympathischen Reaktion (Flucht oder Kampf) oder der hintere Vagus tritt in Aktion. Das bedeutet, dass wir die Stufe des Denkens quasi verlassen und ein älterer Teil unseres Gehirns das Ruder übernimmt. An dieser Stelle noch eine wichtige Information: Unser Nervensystem scannt zu jeder Zeit unsere Umgebung auf Sicherheit, das heißt, dass in jedem Moment überprüft wird, ob Gefahr oder vielleicht sogar Lebensgefahr droht, um dann sofort entsprechend zu reagieren. Porges (2023) prägte hierzu den Begriff der Neurozeption. Diese subtile Wahrnehmung ist uns nicht bewusst und bisweilen fallen uns auch unsere Reaktionen des ANS erst recht spät auf. Deshalb macht es Sinn, dass wir unsere Wahrnehmung dahingehend verfeinern und somit in der Lage sind, wenn nötig gegenzusteuern.

Unser hinterer Vagus tritt in Aktion, wenn wir eine Gefahr als nicht zu bewältigend einschätzen, das heißt, wenn Flucht oder Kampf nicht mehr möglich scheinen. Dann kann es zu einem sogenannten physiologischen Schockzustand oder Abschalten kommen. Das ist in traumatischen Situationen durchaus effektiv. Durch die Immobilisierung sparen wir Energie und durch dieses „Mucksmäuschenstillsein" ziehen wir keine Aufmerksamkeit eines potentiellen Angreifers auf uns. Also eine durchaus hilfreiche Strategie, jedoch nicht, wenn wir uns chronisch in einem solchen Zustand befinden. Denn dieser Zustand kostet Kraft und hat immer Konsequenzen. Erleben wir ihn zu oft oder finden nicht mehr so recht aus dieser Verfassung heraus, dann hat das auch Auswirkungen auf unsere Gesundheit. Dies kann sich unterschiedlich äußern, häufig finden sich hier Energielosigkeit, Lethargie und Antriebslosigkeit. Ebenso wie Gefühle von Wertlosigkeit, Hoffnungslosigkeit, Reizbarkeit und Ängstlichkeit. Oft sind auch Konzentration sowie Schlafverhalten beeinträchtigt.

Nochmal: es ist normal ab und an in solche Zustände zu geraten, kommen wir aus diesen auch wieder heraus ist alles o.k. Schwierig wird es, wenn das zum Dauerzustand wird.

Die Reaktion unseres Sympathischen Systems haben wir uns bereits im Kapitel: Stress mich nicht etwas genauer angeschaut, denn Stress ist leider auch unseren Kindern und Jugendlichen wohlbekannt.

Für uns ist wichtig, dass wir für die Begleitung von Kindern und Jugendlichen im besten Fall über selbstregulative Fähigkeiten verfügen und somit in der Lage sind, als Co-Regulator zu fungieren.

Warum das essenziell ist, schauen wir uns im nächsten Kapitel an!

Selbstreflexion

Gönne dir einen Moment des Innehaltens. Wenn es ok für dich ist, schließe deine Augen.

Beobachte, was gerade in dir vorgeht.

Was kannst du auf körperlicher Ebene wahrnehmen?

Was nimmst du auf geistiger Ebene wahr?

Was kannst du auf der emotionalen Ebene wahrnehmen?

Tipp

Wir können über die Wahrnehmung der unterschiedlichen Ebenen herausfinden, wie es uns gerade geht, auch in Bezug auf unser Nervensystem. Hast du starkes Herzklopfen und deine Atmung geht flach, ist das ein Zeichen, dass das sympathische System in Aktion ist.

Fühlst du dich hingegen antriebslos, kraftlos oder lethargisch, kann das ein Zeichen sein, dass der dorsale Vagus gerade vorherrscht.

Deine Notizen

8

Co-Regulation

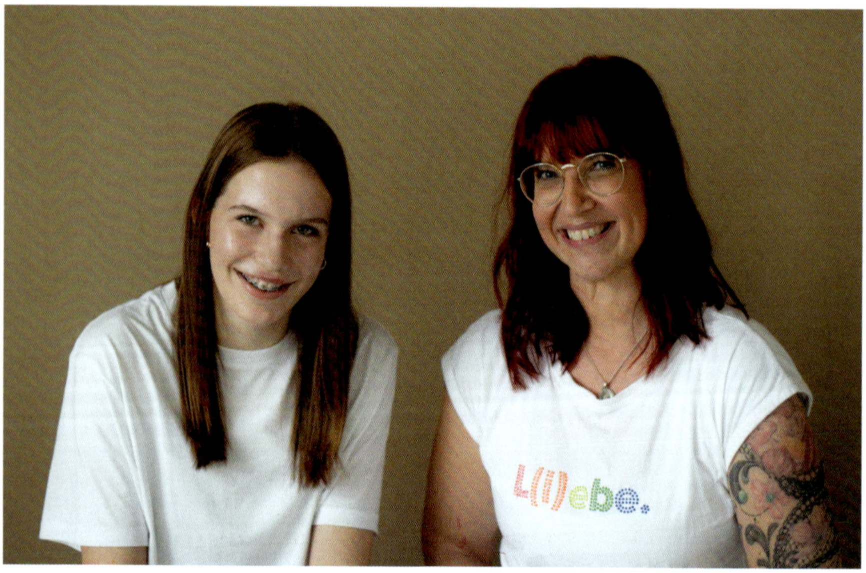

„Mitgefühl ist die neuronale Grundlage der Co-Regulation."

Diesen Satz sagte Dr. Arielle Schwartz, die unter anderem am Polyvagal Institut in den USA arbeitet. Bei ihr durfte ich an der spannenden Fortbildung zur Polyvagal-Theorie in Verbindung mit Yoga teilnehmen. Dieser Satz hat nachhaltig Eindruck bei mir hinterlassen, hat er doch etwas in mir angestoßen, dass mich schon lange beschäftigt hat. Was brauchen Kinder von uns als Begleiter, gleich ob wir in der Rolle als Eltern, Pädagogen oder sonstige Begleiter Anteil an ihrem Heranwachsen haben? Welche Fähigkeiten sollten wir mitbringen? Was gehört zu den (lebens-) wichtigen Lernerfahrungen?

Das uns ein Grundwissen über die Vorgänge in uns hilfreich ist, wird besonders deutlich, wenn wir uns mit unserem Nervensystem beschäftigen. Die Grundlagen habe ich im vorigen Kapitel dargelegt.

Ob wir als Erwachsene über ein starkes Nervensystem verfügen, also ob wir in der Lage sind, uns selbst zu regulieren, hängt maßgeblich mit unseren frühen Bindungserfahrungen zusammen (vgl. Wettig, 2006). Was aber nicht bedeutet, dass wir nicht umlernen können. Das kann zwar manchmal beschwerlich sein, aber ist durchaus möglich. Das ist doch eine gute Nachricht!

Wir haben im vorangegangenen Kapitel bereits erfahren, dass unser ANS ständig unsere Umgebung auf Sicherheit überprüft. Diese Informationen, die über unsere Sinne sowie über unsere inneren Organe weitergeleitet und überprüft werden, lassen dann eine entsprechende physiologische Reaktion folgen. Wie wir die Umgebung einschätzen, hängt maßgeblich mit unseren frühen Erfahrungen, Glaubenssätzen und Erlebnissen zusammen.

So ist auch das in vielen Fällen eine äußerst subjektive Angelegenheit. Weshalb wir uns Sätze wie „Das ist doch nicht so schlimm.", „Deshalb muss man sich doch nicht aufregen." oder ähnliches lieber sparen sollten. Sie sind einfach nicht hilfreich. Im Gegenteil; im schlimmsten Fall hinterlassen sie bei den Kindern das Gefühl, nicht richtig zu sein.

Wieso genau brauchen Kinder Co-Regulation?

Ganz einfach, ihr Nervensystem (so wie vieles andere auch) muss schlicht und ergreifend noch trainiert werden. Es ist in der Entwicklung, so wie der ganze junge Mensch. Wie wir weder laufen noch sprechen können, wenn wir auf die Welt kommen, so können wir auch unser Nervensystem noch nicht regulieren. Dazu brauchen wir ein Vorbild. Dabei gibt es jedoch einen kleinen, aber feinen Unterschied zum Erlernen anderer Fähigkeiten. Diese Dinge lernen wir durch Nachahmung. Bei der Selbstregulation brauchen wir da jedoch ein wenig andere Unterstützung. Es reicht nicht, nur zu erleben, dass Mama oder Papa sich selbst beruhigen können. Sie müssen es anfangs quasi für ihr Kind tun. Was meine ich damit?

Wenn das Baby schreit, weil es vielleicht Hunger hat, dann benötigt es die Beantwortung auf seinen sympathischen Zustand. Wir sprechen mit ruhiger Stimme, haben ein offenes, freundliches Gesicht, wir fühlen mit und helfen, das Unwohlsein zu beenden. Das heißt, wir müssen aktiv dazu beitragen, diesen Zustand des Kindes zu verändern, in diesem Fall, es zu beruhigen. Hat das Kind häufig genug diese Erfahrung gemacht, können sich Selbstrepräsentanzen (das Bild, welches wir von uns selbst haben) bilden. Irgendwann ist das Kind dann in der Lage, sich selbst zu beruhigen. So entstehen selbstregulative Fähigkeiten und die Resilienz wird gestärkt.

Co-Regulation bedeutet, das Kind in seiner aktuellen Verfassung wahrzunehmen, zu fühlen und dann in angemessener Weise zu reagieren. Dazu benötigen wir in der Regel selbst eine gewisse Ruhe, Empathie und Mitgefühl.

Zum Abschluss noch ein Wort zu Situationen, die „aus dem Ruder laufen". Ja, ich weiß, dass es manchmal schwer ist, ruhig zu bleiben, beispielsweise, wenn sich das Kind im Supermarkt auf den Boden wirft und Zeter und Mordio schreit. Doch bitte, bitte geh nicht weg. Lass das Kind auf keinen Fall allein in solch einem Moment. Solche Stressreaktionen sind unbewusst und nicht willkürlich. Das heißt wir können sie oft nicht steuern. Da Kinder noch nicht (oder nur in geringem Maße) über die Fähigkeit der Selbstregulation verfügen, erzeugt ein Weggehen aus der Situation ein wirklich schlimmes Gefühl, nämlich das Gefühl Verlassen worden zu sein. Deshalb sollten wir uns mit uns selbst auseinandersetzen und im besten Fall ein paar Ideen haben, wie wir auch in herausfordernden Situationen wieder etwas mehr in den Modus des ventralen Vagus gelangen können. Ich kann aus eigener Erfahrung sagen, dass es sich lohnt!

Selbstreflexion

Was hilft dir in Momenten, in denen dir quasi die Hutschnur reißt?

Probiere verschiedene Dinge aus, um herauszufinden, was dir hilfreich ist. Das kann sich je nach Situation unterscheiden.

Unseren vorderen Vagus stimulieren wir zum Beispiel durch Singen, Yoga, Meditation, Atemübungen, Massagen, Natur und natürlich auch durch Yoga Nidra.

9

Reden – Schweigen – Zuhören

Kommunikation ist ein wichtiges Element im sozialen Miteinander. Es stellt Beziehung und Zugehörigkeit her und sorgt ebenso für Missverständnisse und Streit. Deshalb ist es essenziell, auch diesem Thema ein Kapitel zu widmen, denn Kommunikation ist ein wesentlicher Teil in unserer Begleitung von Kindern und Jugendlichen, gleich ob wir mit ihnen leben oder sie in unserem Arbeitskontext begleiten.

Denken wir über Kommunikation nach, dann sind wir meist bei der gesprochenen Sprache. Doch Kommunikation findet auf vielerlei Ebenen statt. Schon Paul Watzlawick (österr. Kommunikationswissenschaftler, Psychotherapeut, Soziologe, Philosoph und Autor (1921–2007)) sagte, dass wir nicht nicht kommunizieren können. Da dies naturgemäß auch für die Anleitung von Yoga Nidra gilt, ist es mir ein Anliegen, dass wir uns sensibilisieren für unsere eigene Kommunikation. Denn so können wir Missverständnisse vermeiden, ebenso wie Beschämung oder Ungerechtigkeit.

Der Begriff Kommunikation kommt aus dem Lateinischen und leitet sich von communicatio ab, was mit Mitteilung oder Unterredung übersetzt werden kann. Eine spannende Frage, die ich in meinen Weiterbildungen gerne stelle, ist die Frage, ab wann Kommunikation beginnt. Tatsächlich ist es ganz einfach, nämlich dann, wenn zwei Menschen zusammenkommen. Es braucht also weder ein gesprochenes Wort noch irgendwelche bewussten Gesten. Kommunikation findet sehr subtil statt und das auf unterschiedlichen Ebenen.

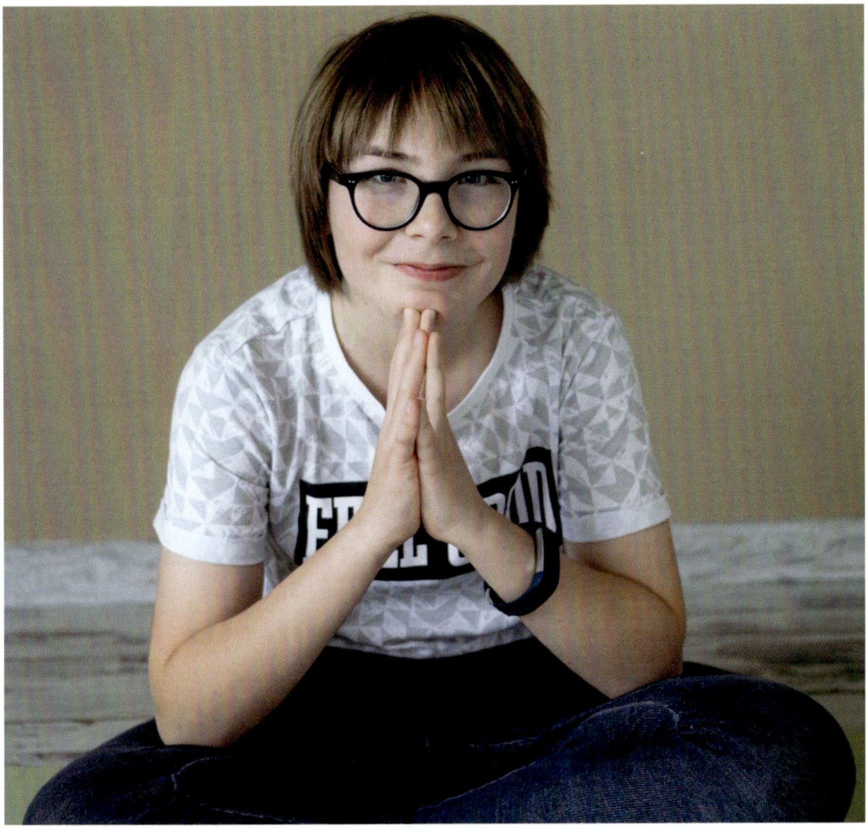

Da ist zum einen die verbale Kommunikation, also unsere Sprache. Hier finden wir die sogenannte Standardsprache. Das ist die allgemein verbindliche und in der Öffentlichkeit verwendete Sprachform (Hochdeutsch). Weiterhin gibt es die Umgangssprache, die wir meist in unserem privaten Umfeld verwenden. Vielleicht ist dir auch schon einmal aufgefallen, dass Menschen, die sich nahestehen, ähnliche Wörter oder eine ähnliche Sprachmelodie haben? Natürlich finden sich in unsere Sprache auch verschiedene Dialekte. Diese sind regional unterschiedlich und bisweilen so stark, dass ein Mensch aus dem Süden Deutschlands bisweilen große Schwierigkeiten haben kann, zum Beispiel Plattdeutsch zu verstehen. Und dann findet sich hier natürlich auch die Jugendsprache wieder. Sie dient unter anderem der Abgrenzung zu den Erwachsenen und unterscheidet sich von Generation zu Generation. Vielleicht ist dir schon einmal aufgefallen, dass es auch in den verschiedenen Yoga-Stilen unterschiedliche Sprachmuster gibt? Sehr spannend; es lohnt sich, hier mal ein bisschen genauer hinzuschauen.

Neben der gesprochenen Sprache gibt es noch eine weitere wichtige Ebene, nämlich die der nonverbalen Kommunikation. Damit ist die Kommunikation ohne Sprache gemeint, also Mimik, Gestik und Körperhaltung. Dazu gehören unser Blickverhalten, der Gesichtsausdruck (Mimik), Körperhaltung und Körperbewegung (Gestik), Berührung, räumliche Distanz sowie stimmliche Merkmale (Tonfall, Sprechgeschwindigkeit, Betonungen, Pausen etc.). Hinzu kommen noch die unterschiedlichen Kommunikationskanäle, nämlich akustisch (über den Hörsinn), optisch (das Sehen) und taktil (über die Sinneszellen der Haut).

Eine Herausforderung beim Kommunizieren besteht darin, dass Sender und Empfänger nicht immer konform sind. Deshalb entstehen Streit und Missverständnisse, weil wir schlicht und ergreifend bisweilen nicht denselben „Code" benutzen. Das kannst du dir vorstellen wie bei einer Fremdsprache. Spricht dich jemand auf Spanisch an, wenn du der Sprache nicht mächtig bist, wird dich das wahrscheinlich ratlos zurücklassen. Es sei denn, du kannst dir aus der nonverbalen Kommunikation etwas erschließen. Doch auch dies ist sehr fehleranfällig. Heißt doch ein Kopfschütteln bei uns in Deutschland nein, in Indien beispielsweise ja. Du merkst, dass das, was uns so selbstverständlich erscheint, ganz schön viele Tücken hat. Können wir nicht in Kommunikation treten, dann kann daraus schnell Frust, Ärger und Traurigkeit entstehen. Hinzu kommt noch unser Kopfkino, denn bisweilen denken wir, dass wir eine Ahnung hätten, was im anderen vorgeht und liegen dann häufig meilenweit daneben. Vielleicht kennst du die Geschichte vom Mann und dem Hammer von Paul Watzlawick? Hier geht es um einen Mann, der einen Hammer von seinem Nachbar leihen möchte. Bis er an dessen Tür ankommt, macht er sich sehr viele Gedanken. Hat der Nachbar nicht so komisch geschaut und vor kurzem auch nicht gegrüßt? Was hat der Nachbar gegen ihn? Wahrscheinlich will er ihm den Hammer gar nicht leihen. Als der Mann klingelt, hat er ordentlich Wut im Bauch und fährt den Nachbarn schroff an mit der Aussage, er könne seinen Hammer behalten (Watzlawick, 2019).

Ähnliches kennen wir sicher auch, denn wie oft machen wir uns Gedanken, die dann nicht eintreten? Deshalb zum einen: Glaub nicht alles, was du denkst! Und zum anderen hilft uns eine gute Kommunikation, Missverständnisse zu vermeiden. Wobei ich gerne noch anfügen möchte, dass die vorgestellten Methoden zwar als Kommunikations-Modelle oder -Methoden zu finden sind, ich jedoch eher von einer Haltung spreche. Denn erst dann, wenn ich etwas verinnerlicht habe, es also eine Haltung geworden ist, werde ich es auch gewinnbringend sowie authentisch einsetzen können.

Und vielleicht noch eine Anregung für die Arbeit mit Kindern und Jugendlichen: Mir fällt immer wieder auf, dass wir Erwachsene viel zu viel reden. Vor allem mit Kindern. Da prasseln manchmal wahre Wortfluten auf das kindliche Gehör ein, die das Gehirn mitunter gar nicht verarbeiten kann. Ich meine nicht, dass wir nicht mit Kindern sprechen sollten, denn es ist wichtig und auch notwendig, Dinge zu erklären. Doch manchmal ist es einfach zu viel, besonders in Momenten, in denen das Nervensystem überreizt ist. Ist der Sympathikus aktiv, kann es sein, dass wir nicht reagieren, wenn wir angesprochen werden. Das liegt daran, dass unser Gehör auf Weite eingestellt ist, um mögliche Gefahren in der Umgegend wahrzunehmen. Es ist also auch hier ein empathisches Abwägen. So viele Worte wie nötig, so wenig wie möglich, könnte unsere Devise hierfür lauten. Das gilt zum Teil auch in der Anleitung von Übungen.

Aktives Zuhören

Das aktive Zuhören geht zurück auf den amerikanischen Psychologen und Psychotherapeuten Carl Rogers (1902-1987). Der Entwickler der klientenzentrierten Gesprächstherapie hat aktives Zuhören zum ersten Mal als eine eigeneständige Methode beschrieben. Es geht hier vor allem um Empathie, eine wohlwollende Haltung und eine wirkliche Begegnung. Schon in dieser ersten kurzen Beschreibung lässt sich vermuten, dass es sich hier wohl auch eher um eine Haltung handelt als um eine Methode.

Durch aktives Zuhören wird die Wahrscheinlichkeit des Verstehens erhöht, sodass Missverständnisse vermieden werden können. Wenn wir aktiv zuhören, erleben wir eine besondere Art der Kommunikation; wir begegnen einander auf Augenhöhe, da ist Raum für Emotionen und wir sind ehrlich interessiert an dem, was unser Gegenüber sagt. Deshalb findet sich diese Methode (in der Hoffnung, dass sie eine Haltung wird) in diesem Buch wieder. Einfach weil ich häufig die Erfahrung gemacht habe, dass wir verlernt haben zuzuhören, auch und vor allem bei Kindern und Jugendlichen. Ein Mädchen in meinem Jugendlichen-Kurs hat mal gesagt, dass sie es so schön findet, dass ihr hier zugehört wird und sie nicht dauernd unterbrochen wird. Deshalb ist es für uns als Begleiter - egal in welchem Setting - wichtig, auch hier aufmerksam zu sein. Denn auch zuhören will gelernt sein.

Aktives Zuhören erfordert von uns die Wahrnehmung non-verbaler Signale und empathisches Einlassen auf unseren Gesprächspartner. Wir benötigen Geduld, damit wir nicht unterbrechen oder dazwischenreden. Zudem sollten wir eher zurückhaltend agieren, also weder sofort zustimmen noch dagegenreden. Wichtig ist auch nachzufragen, ob wir etwas richtig verstanden haben. So lassen sich Missverständnisse leicht vermeiden. Dass wir aufmerksam zuhören, kann durch ein Nicken oder ein zustimmendes „Mhmh" signalisiert werden. Aktives Zuhören gelingt uns, wenn wir ehrliches Interesse an unserem Gegenüber haben und dies auch signalisieren.

Sokratischer Dialog

Der griechische Philosoph Sokrates (469 v. Chr.–399 v. Chr.) entwickelte eine Fragetechnik, die er angeblich als „Hebammenkunst" bezeichnete. Dieses Wort entstand, da seine Mutter Hebamme war und er sein Fragen so nutzte, dass die Menschen ihre Gedanken aussprachen und so oftmals selbst zu einer Antwort oder Lösung fanden. Er ging den Ideen seiner Gesprächspartner auf den Grund und überprüfte sie auf ihre Tragfähigkeit. Mit der Zeit hat diese Kunst des (Hinter-)Fragens Einzug gehalten in Pädagogik, Psychologie und Coaching und ist eine spannende Möglichkeit, die sich ebenso zur Selbstreflexion eignet.

Der Sokratische Dialog ist non-direktiv durch Hinterfragen und Zuhören. Das bedeutet, dass wir versuchen, auf Interpretationen, Bewertungen und Erklärungen zu verzichten, und unser Gegenüber ermutigen, ganz frei zu sprechen. Es geht hier nicht darum zu überzeugen (nicht-wissend). Stattdessen werden Aussagen und Denkmuster durch das konsequente Hinterfragen offengelegt und auf mögliche Widersprüche geprüft. Dysfunktionale (störende) und limitierende Ansichten können so erkannt werden.

Du kannst nachfragen zum Konkretisieren, zum Beispiel wenn du etwas nicht verstanden hast. Ebenso kannst du Verständnisfragen oder Fragen nach dem Warum stellen (Warum ist es nützlich? Wieso glaubst du, dass das eintreten könnte? Wie oft ist dir das schon passiert? etc.). Eine hilfreiche Haltung ist es, neugierig und unvoreingenommen zu sein.

Mögliche Fragen können sein:

- Ist das immer so?
- Woher weißt du das?
- Gibt es Ausnahmen?
- Wie kommst du auf diese Idee?
- Was könntest du tun, um eine Lösung zu finden?
- Was denken andere (dein Freund, Partner etc.) darüber?
- Was würdest du sagen, wenn ein Freund dir das so erzählen würde?

Diese beiden Kommunikationsmethoden (oder Ideen) sind vor allem dann hilfreich, wenn wir mit den Kindern und Jugendlichen auf die Suche nach ihrem Powersatz (Sankalpa, Glaubenssatz) gehen wollen. Es ist wichtig zuzuhören und das auch sehr genau, denn in dem, was Menschen uns erzählen, finden wir häufig Glaubenssätze, innere Antreiber (mehr dazu findest du im Kapitel von Michael Walkenhorst), sowie auch Wünsche und Träume wieder.

Kommunikation bei Yoga Nidra

Im Gegensatz zu anderen Meditationen und/oder Entspannungs- oder Fantasiereisen, geht es bei Yoga Nidra darum, dass unser Bewusstsein wach und aktiv bleibt und nur der Körper „schläft" (s. Kapitel 11). Vielleicht kennst du Yoga Nidra, wie es für Erwachsenen unterrichtet wird, bereits aus eigener Erfahrung. Hier spielen die Stimme und die Sprache eine zentrale Rolle. Es ist wichtig, dass die Sprache klar ist und eindeutige Formulierungen benutzt werden (ohne Füllwörter etc.) Unsere Teilnehmer sollen wach und aufmerksam bleiben. Zudem sprechen wir den einzelnen Teilnehmer direkt (im „du") an, um ihn aufmerksam und klar zu halten. Dies ist in der Arbeit mit Kindern aus meiner Sicht weniger „streng" zu handhaben. Denn hier geht es vor allem darum, dass sich die Kinder sicher fühlen, denn nur so ist Entspannung möglich. Ist unser Ton nicht einladend genug oder bietet er zu wenig Sicherheit, kann das kontraproduktiv sein. Vielleicht wird unsere Sprache dann als streng oder barsch wahrgenommen und das ist natürlich nicht Sinn der Übung. Deshalb sind für mich auch im Yoga Nidra mit Kindern und Jugendlichen Geschichten absolut in Ordnung, ebenso wie eine bildliche Sprache.

Jeder Mensch ist einzigartig und wird seine eigenen Erfahrungen machen, auch mit Yoga Nidra. Sind wir uns unserer Stimme und der Wortwahl bewusst, bleibt dies möglich und wird nicht hierdurch beeinträchtigt oder verallgemeinert. Oder zumindest nur in dem Maße, in dem wir das aus bestimmten Gründen wollen.

Selbstreflexion

Nimm dich selbst beim Anleiten auf.

Was fällt mir an meiner Kommunikation auf?

Wie leite ich Meditationen an?

Macht meine Sprache einen Unterschied bei Meditation und bei Yoga Nidra?

Gelingt mir aktives Zuhören in der Kommunikation?

Deine Notizen

10

Das Yogasutra von Patanjali

Zur Erklärung von Yoga Nidra gehört meines Erachtens auch ein wenig Kenntnis über die Weisheitstexte, die wir als Philosophie des Yoga betrachten. Da es in Yoga Nidra besonders zum Yogasutra von Patanjali Verbindungen gibt, wird diesem ein Kapitel gewidmet.

Zum Yogasutra gibt es unterschiedliche Meinungen, sowohl zu seiner Entstehung als auch zu der Frage, ob Patanjali der alleinige Autor der Schriften ist, weisen doch die vier Kapitel Unterschiede in der Sprache auf. Entstanden sein soll es etwa zwischen 200 vor und 400 nach Christus und ist somit gut 2000 Jahre alt. Es gilt als ein zentraler Ursprungsext des Yoga. Sutra heißt so viel wie Faden und könnte somit auch als eine Art Leitfaden betrachtet werden. Es besteht aus 195 Sutren.[4] In einer Kurzusammenfassung können wir sagen, dass es darum geht, unser Leid zu verringern. Das Yogasutra bietet uns eine Art Anleitung. Wir versuchen meist die äußeren Umstände anzupassen oder zu ändern. Da dies in der Regel nicht zielführend ist, geht es um die Innenschau und Weiterentwicklung unseres Selbst.

Wohl einer der zentralen Aussagen des Yogasutra findet sich gleich zu Anfang in Kapitel 1, Vers 2:

yogah cittavrtti-nirodhah

4 *Sutren sind kurze Aussagen oder Sätze, die häufig in Versform geschrieben sind.*

Yoga ist der Zustand, in dem der Geist (oder die Bewegungen des Geistes) zur Ruhe kommt. Sicherlich auch ein Zustand, den wir in Meditation, Entspannung und Yoga Nidra anstreben. Auch in alltäglichen Situationen ist es äußerst hilfreich, unseren Geist ruhiger werden zu lassen, denn aus dieser Ruhe und Gelassenheit sind wir wirklich handlungsfähig und können besser Entscheidungen treffen. Im Falle unseres schnellen und unruhigen Geistes handeln wir aufgrund unserer Prägungen, Muster und Glaubenssätze. Oftmals kriegen wir das gar nicht mit, deshalb sprechen wir in Yoga davon aufzupassen, damit wir das auch mitbekommen. Das nennen wir viveka, die Unterscheidungsfähigkeit. Hier ist der kleine und doch oftmals so schwere Trick: Achtsamkeit!

Denken wir an Yoga Nidra, so ist für uns vor allem der Achtfache Pfad interessant, der in Kapitel zwei und drei des Yoga Sutra näher beschrieben wird. So werden wir uns diesen Teil auch ein wenig genauer anschauen.

Der Achtfache Pfad

Vorweg sei eines gesagt: Die Weisheitstexte sind eine Einladung an uns, nach innen zu schauen, Dinge zu hinterfragen und unsere eigenen Antworten zu finden. In meinem Verständnis und so wie ich sie gelernt habe und immer wieder aufs Neue erforsche, gibt es kein So-ist-es oder So-muss-es sein! Das bedeutet, dass ich hier ebenfalls keinen Grundsatz aufstellen möchte, denn eine dogmatische Haltung ist mir fremd. Ich schätze es sehr, dass zur Wissenschaft und zum Lernen unterschiedliche Meinungen gehören, ebenso wie Dinge (und auch sich selbst) zu hinterfragen und immer wieder neu zu denken. So sieh bitte meine Ideen hierzu als das, was sie sind: Meine derzeitige Erkenntnis, die wandelbar ist und naturgemäß nicht deiner entsprechen muss. Wähle die Freiheit, deine eigene Wahrheit in den Texten zu entdecken.

1 Yama – Ich und die Umwelt

Hier geht es vor allem um die Frage, wie ich mit meiner Umwelt umgehe bzw. zu ihr in Beziehung trete. Aus meiner Sicht sind die Yamas und Niyamas dabei nicht streng voneinander getrennt, denn ich habe immer eine (Aus-/Ein-)Wirkung auf meine Umwelt und umkehrt. Und alles, was ich für mich tue, tue ich auch für die Welt um mich herum.

Die Yamas und Niyamas sind in jeweils fünf Empfehlungen unterteilt. Bisweilen werden sie auch als Regeln tituliert. Dies widerspricht meinem Verständnis der Weisheitstexte, denn eine Regel hat eine Konsequenz bei Missachtung und ich verstehe die Texte als nicht-dogmatisch und als Einladung, sein eigenes Handeln zu hinterfragen und zu überdenken. Sie stellen also, aus meiner Sicht, eher Werte dar, die ich für mich anschauen darf.

- *Ahimsa* (Gewaltlosigkeit): Ich denke, wir sind uns einig, dass Gewalt keine hilfreiche Strategie ist. Jedoch gibt es Gewalt auf vielerlei Ebenen. Vor allem Kinder sind häufig Gewalt in subtilen Formen ausgesetzt. Das geht los bei der Sprache, aber auch in unserer Mimik und Gestik. Schauen wir da mal genau hin, stellen wir leider fest, wie gewaltvoll unser Umgang miteinander häufig ist. Gewalt kann auch in den (eigenen) Gedanken stattfinden. Wie denkst du über dich selbst? Denken wir hier an die Macht der Gedanken, sollte uns das doch sehr zu denken geben.
- *Satya* (Wahrhaftigkeit): Ja, die Wahrhaftigkeit ist so eine Sache, denn ruckzuck kommt sie sich mit der Gewaltlosigkeit in die Quere. Würden wir immer wahrhaftig sagen, was wir denken, puh, das wäre kein Spaß. Also geht es darum abzuwägen. Mir hilft da die Frage: Ist das, was ich sage, für den anderen wirklich hilfreich? Denn nicht selten denken wir, dass wir jemandem ja nur helfen wollen, wenn wir ihm sagen, wie es besser wäre. Doch ist das wirklich so? Oder helfen wir dabei nicht eher uns selbst?
- *Asteya* (nicht stehlen): Auch so eine Sache, bei der wir uns wahrscheinlich einig sind. Diebstahl geht gar nicht (dazu gehören auch Dinge wie das Stehlen von Zeit bei ständiger Verspätung u. Ä.). Wann ist ein Diebstahl für mich ein solcher? Das ist auch kontextabhängig. Denk an ein Krisengebiet und an eine Mutter mit hungrigem Kind, die etwas zu essen stiehlt. Faktisch ein Diebstahl, jedoch in unserer Bewertung höchstwahrscheinlich anders gewichtet als ein Diebstahl im Supermarkt von jemandem, der genug Geld hat.
- *Brahmacharyia* (Mäßigung): Häufig gleichgesetzt mit sexueller Mäßigung, wirft es doch vielmehr die Frage auf, wieviel und was man wirklich braucht. Es geht hierbei auch nicht darum, nichts besitzen oder genießen zu dürfen. Es geht darum, ob ich etwas brauche, um glücklich zu sein, was uns direkt zum nächsten Yama führt.
- *Aparigraha* (nicht anhaften): Entsteht Leid aus der Idee, die Dinge festhalten zu wollen? Die Weisheitstexte sagen, dass unser Leid dadurch entsteht, das wir uns mit etwas identifizieren. Sobald also das Wörtchen „mein" ins Spiel kommt,

wird es schwierig. Also auch das eine gute Möglichkeit, um mal zu überdenken, woran „unser Herz so hängt".

2 Niyama – wie ich mit mir selbst umgehe

- *Shauca* (Reinheit, Sauberkeit): Hier ist nicht nur die Pflege des Körpers gemeint, sondern auch die des Geistes. Welche geistige Nahrung führe ich mir zu? Achte ich auf die Art meiner Gedanken? Was nährt mich im positiven Sinne?
- *Santosha* (Zufriedenheit): Benjamin Franklin soll gesagt haben, dass der unzufriedene Mensch keinen bequemen Stuhl findet. Deshalb hier die Frage: Was brauche ich, um zufrieden zu sein? Was bedeutet Zufriedenheit für mich?
- *Tapas* (Selbstdisziplin): Was klingt wie die spanischen Köstlichkeiten, meint in diesem Fall etwas anderes. Selbstdisziplin ist eine Fähigkeit, die wir in unserem Alltag häufig benötigen. Geduld und Durchhaltevermögen benötigen wir, um Neues in unser Leben zu integrieren, um Dinge zu verändern ebenso wie zum Lernen.
- *Svadhyaya* (Selbstreflexion): Wir könnten vereinfacht sagen, es ist das Kehren vor der eigenen Haustür. Statt mit dem Finger nach draußen zu zeigen und die Verantwortung ins Außen zu verlagern, geht es hier um die Innenschau. Wer bin ich und was macht mich aus?
- *Ishvara Pranidhana* (Vertrauen): Ich mag da das Kölsche Grundgesetz (Ich bin zwar keine Kölnerin, habe aber einen guten Freund von dort.): Et kütt wie et kütt (§2). Et hätt noch immer jot jejange (§3): Es kommt, wie es kommt. Es ist noch immer gut gegangen. Hab Vertrauen, alles geht vorbei, alles verändert sich. Das gilt für alle Herausforderungen, aber, by the way: Das gilt auch für die schönen Momente. Also vertraue und genieße!

3 Asanas – Körperübungen

Hierzu benötigt es sicherlich kaum eine Erklärung, denn es geht um die Haltungen im Yoga, die wir einnehmen. Bekannt ist hier sicherlich die Asana der Baum, falls du dich noch nicht mit Yoga beschäftigt hast. Da ich Yoga Nidra auch für andere Bereiche zugänglich machen möchte, kannst du das auch auf andere Bewegungen adaptieren. Sei es eine kleine Bewegung im Coaching zwischendurch, Übungen während der Physiotherapie oder Bewegungen in der Schule, ob im Sportunterricht oder in Bewegungspausen. Das kann durch hüpfen, ausschütteln oder einfach im Raum umhergehen geschehen.

4 Pranayama – Atem und Energie

Häufig übersetzt mit Atemübungen, geht Pranayama doch weit darüber hinaus. Es geht um die Lenkung der Energie. Natürlich ist unser Atem hier zentral, ist er doch unsere Lebensenergie, denn ohne Atem kein Leben. Jedoch gibt es auch andere Möglichkeiten der Energielenkungen. Das würde hier jedoch zu weit führen, und sei nur der Vollständigkeit halber erwähnt. Der Atem ist ein wichtiger Teil in Yoga Nidra. Wir nehmen den Atem wahr und konzentrieren uns auf unseren Atem.

5 Pratyahara – Rückzug der Sinne

Die Sinne zurückzuziehen ist bisweilen schwerer, als es auf den ersten Blick erscheint. Denn unsere Welt ist stark auf unseren Seh- und Hörsinn ausgerichtet. Auch wenn der erste Sinn, der im Mutterleib entsteht, unser Tastsinn ist. In Yoga Nidra üben wir, unsere Sinne von der äußeren Welt zurückzuziehen; warum es in der Arbeit mit Kindern und Jugendlichen dennoch sinnvoll sein kann, einzelne Sinne gezielt anzusprechen, wirst du im Praxisteil erfahren.

6 Dharana – Konzentration

Sich auf etwas konzentrieren zu können, ist eine wichtige Fähigkeit, denn das brauchen wir auf vielerlei Ebenen, ob in der Schule oder im Sport. Konzentration ist unumgänglich und so üben wir, unsere Konzentration zu halten und auszudehnen. Bei der Arbeit mit Kindern natürlich immer unter Berücksichtigung ihrer kognitiven Fähigkeiten (Stichwort: Konzentrationsspanne).

7 Dhyana – Meditation

Meditation wird häufig erklärt als das Leeren der Gedanken, also eine Gedankenfreiheit. Doch das ist kaum möglich, denn unser großartiges Gehirn tut sehr zuverlässig, was es soll, nämlich denken. Sicherlich in solchen Momenten nicht immer hilfreich. Es gibt sehr unterschiedliche Formen von Meditation. Es gibt Meditationen mit Visualisierungen, Bewegungsmeditationen und so fort. Auch hier gilt: Es gibt unterschiedliche Herangehensweisen und so dürfen wir uns die Freiheit nehmen, um auszutesten, was für uns individuell passend ist. Ich persönlich genieße sehr das ruhige und stille sitzen. Das, was vielleicht das klassische Bild von Meditation für viele Menschen ist. Doch das bedeutet nicht, dass ich meine Gedanken einfach abschalten kann. Es geht um ein Zuschauen, ohne zu bewerten. Es ist wie beim Einschlafen, dass kannst du ebenso wenig aktiv „machen" wie den Kopf beim Meditieren zu leeren.

8 Samadhi – Zustand der inneren Freiheit

Zu Samadhi gibt es viele Meinungen, Ideen und Behauptungen. Von Erleuchtung oder innerer Freiheit wird hier gerne gesprochen. Deshalb gilt auch hier: Was ist deine Idee von Samadhi?

Für mich ist Samadhi ein Moment des völligen Einssein. Wenn alles passt. Alles ist gut. Zum Beispiel wenn ich mit meiner Familie am Tisch sitze und wir gemeinsam ein selbstgekochtes Essen genießen. Wenn ich am Meer sitzen darf. Wenn ich ein Buch fertig geschrieben habe. Ein Kino-Abend mit meinem Sohn. Wenn meine Hündin sich im Winter auf meine kalten Füße legt. Yoga hat mich gelehrt, Samadhi-Momente wahrzunehmen und zu schätzen. Also „aufzupassen" und mitzukriegen, wenn diese Momente da sind. Je besser das gelingt, desto mehr Samadhi ist da.

Selbstreflexion

Welche Werte sind mir sehr wichtig?

Bei welchen Werten bin ich flexibel?

11

Yoga Nidra – der Schlaf der Yogis

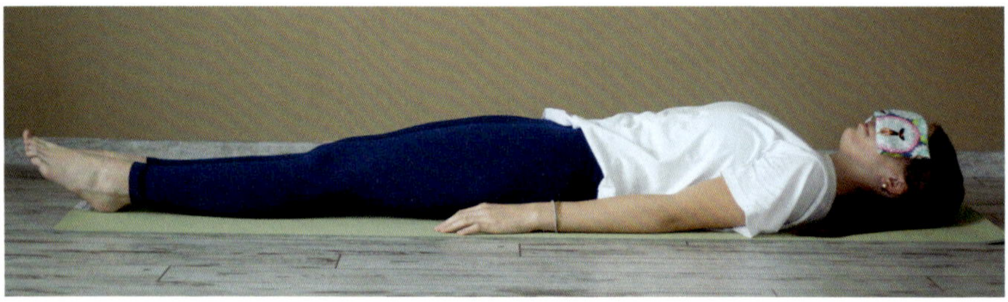

Warum ausgerechnet Yoga Nidra? Es gibt doch mannigfaltige Möglichkeiten zu entspannen: Fantasiereisen, Meditation, Entspannungsgeschichten und, und, und. Da viele Menschen nach wie vor den Eindruck haben, dass Yoga und Entspannung nicht wirklich erklärbar sind, werde ich in diesem Kapitel Yoga mit Erkenntnissen aus Wissenschaft und Forschung verbinden. Denn vieles, was dem alten Wissen entspringt, ist heutzutage durchaus mess- und erklärbar und öffnet so auch rationaleren Menschen einen Zugang zu diesem, früher vielleicht eher spirituell oder gar esoterisch anmutenden, Wissen.

Schauen wir uns also zunächst das warum an. Schon in den Kapiteln zu Stress, unserem Nervensystem sowie der Co-Regulation (s. Kapitel 6 bis 8) haben wir gesehen, dass unsere Welt für Kinder und Jugendlichen eine schnelle und nicht immer einfache ist. Es wirken durchaus eine Menge Stressoren auf sie ein und das beginnt, wie bereits erwähnt sehr früh. Wie kann nun Yoga Nidra hier unterstützen?

Das Besondere ist, dass wir eine Form der Entspannung herstellen, die sehr tiefgreifend ist. Wir lassen Anspannungen auf allen Ebenen los, also nicht nur die körperlichen Ver- und Anspannungen, sondern auch in unseren Gedanken und Gefühlen. Es ist also ganzheitlich, das, was auch Yoga als solches ausmacht. Denn Yoga heißt übersetzt „Verbindung". Wir sehen den ganzen Menschen und nehmen sozusagen all unsere Ebenen mit. Swami Satyananda Saraswati schreibt in seinem Buch Yoga Nidra, dass wir derart voll von Anspannung sind, dass ein „einfaches" Entspannen, also für einen Moment die Augen zu schließen und sich auszuruhen, meist nicht ausreichend ist (Satyananda, 2016, S. 16 ff.). Wir sind den ganzen Tag in Aktion und kommen kaum wirklich zur Ruhe. Viele Menschen sind ständig in Bewegung, zumindest Teile ihres Körpers (wippende Zehen, unruhige Hände etc.). Yoga Nidra ist eine ganzheitliche Methode, um eine tiefe Entspannung herzustellen. Es schenkt Erholung und Erfrischung und kann - bei regelmäßiger Praxis - bis zu vier Stunden Schlaf (ohne Bewusstsein) entsprechen (bei Erwachsenen). Swami Satyananda vergleicht unsere Möglichkeiten in Yoga Nidra mit einem Phönix. Wir können altes loslassen, verarbeiten und neues entstehen lassen.

„Dieser Prozess läuft nicht nur viel schneller ab als bei anderen Systemen, die nur auf einer äußerlichen Basis funktionieren, die Resultate sind durch Yoga Nidra auch zuverlässig und dauerhaft." (Satyananda, 2016, S. 17)

Solange wir uns in ständiger Anspannung befinden, hat dies auch Auswirkungen auf unser Verhalten. Sind wir entspannt, können wir in Ruhe und aus uns selbst heraus agieren. Dies deckt sich mit der Polyvagaltheorie (s. Kapitel 7), denn dort heißt es auch, dass der Zustand des ventralen Vagus unser Social Engagement System (System für soziale Verbundenheit) aktiviert.

Vom Denken zum Fühlen

Wie in der Yogaphilosophie, zumindest in der Vedanta[5] wie ich sie verstehe, geht es auch bei Yoga Nidra darum, vom Denken zum Fühlen zu gelangen. Denn wir alle kennen das: Wir wissen eine ganze Menge. Heißt über unseren Verstand können wir sagen, was gut ist und was nicht. Ist uns bewusst, was uns zuträglich ist und was eher nicht. Und dennoch haben wir häufig Schwierigkeiten mit der Umsetzung dieses Wissens. Gerade auch in der Verhaltens- oder Gewohnheitsveränderung wird uns

5 Die Veden gelten als älteste Schriften des Hinduismus. Vedanta bedeutet übersetzt „das Ende der Veden".

das meist sehr deutlich. Es braucht also auch das Fühlen, sodass wir nicht nur mit unserem Verstand die Dinge begreifen. Sind wir auf der emotionalen Ebene bereit, etwas aufzunehmen, wird die Veränderung möglich. Das bedeutet also, dass wir auf eine Ebene kommen, in der wir nicht vorherrschend von unserem Verstand gesteuert werden mit all seinen Prägungen, Erfahrungen, Glaubenssätzen etc. Dies ist diese besondere Ebene, auf die wir uns in Yoga Nidra begeben. Wir bringen den Geist zur Ruhe und öffnen uns für eine Ebene, in der wir nicht begreifen, sondern offen und neugierig erfahren. Ich vergleiche das gerne mit dem Gehirn von Babys. Da gibt es noch nicht die ganzen Erfahrungen und Prägungen. Mit Neugierde und Offenheit wird die Welt erkundet, wird Neues entdeckt und gelernt. Wie eine Forschungsreise. Yoga Nidra kann uns helfen, in diesen Zustand zurückzufinden.

Wo kommt Yoga Nidra her und wie kommen wir nun auf diese Ebene?

Auch wenn es hierzu viel zu schreiben gäbe, werde ich versuchen das Wichtigste komprimiert zusammenfassen, da es vor allem um die Umsetzung und Anpassung für Kinder und Jugendliche geht und hierzu auch andere Themen wichtig sind.

Wie auch in Yoga, Meditation und Achtsamkeit, gibt es auch im Yoga Nidra diverse Herangehensweisen. Ich beziehe mich auf Swami Satyananda Saraswati (Begründer der Bihar School of Yoga in Indien, 1923-2009), denn meine Ausbildung (sowohl wie ich es gelernt habe, als auch wie ich es heute weitergebe) beruht auf seinen Erkenntnissen und Erforschungen. Er gilt als einer der Urväter des heutigen Yoga Nidra. Zu uns in den Westen kam es in seiner Form in den 1970er Jahren. Ein weiterer bekannter Name in Verbindung mit Yoga Nidra ist Swami Rama (Gründer des Himalayan International Institute of Yoga Science and Philosophy, 1925-1996), der ebenfalls Yoga Nidra in den Westen brachte. Seine Form ist wesentlich, ich würde sagen, cleaner. Er verzichtet auf Sankalpa und Visualisierungen. Bekannt wurde er, da er sehr eng mit westlichen Wissenschaftlern zusammenarbeitete und sich der Wissenschaft sozusagen zur Verfügung stellte, um an ihm verschiedene Bewusstseinszustände und deren Regulation zu erforschen.

Yoga Nidra hat seinen Ursprung in den tantrischen Schriften, denn dort findet man die Übung Nyasa, was so viel heißt, wie sich auf einen bestimmten Punkt zu richten. Es ist eine Meditations-Praxis, die schon einige tausend Jahre alt sein soll. In Nyasa wird die Aufmerksamkeit systematisch zu den verschiedenen Körperteilen gelenkt.

Diese werden wahrgenommen und mit einem Mantra belegt. Also ähnlich dem Kreisen der Wahrnehmung,[6] wie wir es heute klassisch aus Yoga Nidra kennen. So hat Satyananda eine Essenz aus den tantrischen Praktiken entwickelt, die er Yoga Nidra nannte, um dieses Wissen und die darin enthaltenen Möglichkeiten allen zugänglich zu machen. Zudem war sein Bestreben, dies so zu vereinfachen, dass jeder hierzu Zugang erlangen konnte. Er begann zu forschen und Erfahrungen zu sammeln, um Yoga Nidra und dessen hohe Wirksamkeit erklären zu können.

Was heißt Yoga Nidra?

Schauen wir uns zuerst an, was Yoga Nidra übersetzt bedeutet:

- *Nidra* = Schlaf/Nicht-Bewusstsein
- *Yoga Nidra* = Bewusster Schlaf, psychischer Schlaf, dynamischer Schlaf, umgangssprachlich auch Schlaf der Yogi

Yoga Nidra kommt bereits in der Bhagavad Gita[7] vor, wird hier jedoch noch nicht genau erklärt.

In Patanjalis Yogasutra findet sich Yoga Nidra dann genauer beschrieben. Da es diverse Übersetzungen gibt, habe ich hier drei ausgewählt:

abhava-pratyayalambana vrttir nidra (YS 1.10)

„Der Schlaf ist ein Bewußtseinszustand (vritti), in dem der Gegenstand der Wahrnehmung abwesend ist." (Patanjali, 2007, S. 28)

„Tiefschlaf ist der Zustand, in dem das Citta (das meinende Selbst) sehr träge wird und keine gegenwärtigen Eindrücke entstehen." (Sriram, 2006, S. 40)

„Tiefer Schlaf hat die Leere zum Objekt." (Skuban, 2011, S. 22)

Schlaf ist ein natürlicher Zustand, auch wenn die meisten von uns heutzutage oftmals zu wenig und auch nicht unbedingt erholsam schlafen. Zumindest entsteht

6 *Stufe 4 in Yoga Nidra (die einzelnen Stufen werden im Verlauf noch erklärt)*

7 *Die Bhagavad Gita ist eine zentrale Schrift des Hinduismus und wird auch im Yoga häufig herangezogen. Sie gehört zu dem meistgelesenen Büchern der Welt und ist bereits mehrere tausend Jahre alt.*

dieser Eindruck, wenn ich mich mit Menschen darüber unterhalte. Schlaf ist ein Zustand, in dem wir weder bewusste Bewegungen ausführen noch Gedanken und Empfindungen wahrnehmen. Yoga Nidra geht auf eine andere Ebene, weshalb ich hier auch einige „yogische" Begriffe hinzuziehen und erklären möchte.

Wir finden in den obigen Übersetzungen den Begriff citta. Citta wird bei Sriram als das meinende Selbst übersetzt. Es ist unser Geist, also unser Bewusstsein. Wörtlich übersetzt heißt es "das, was gesehen wurde" Das bedeutet, dass alles, was wir gesehen, erlebt und erfahren haben Teil unseres citta (Geistes) wird. Je früher und je prägnanter eine Erfahrung ist, desto tiefer verankert ist sie in unserem Geist. Citta umfasst die Bewusstseinszustände des Wachbewusstseins, des Traumes und des traumlosen Tiefschlafes. Das bedeutet, dass hierzu auch alles gehört, was uns nicht bewusst ist. Wenn unser Geist zu unruhig ist, entsteht Leid. Das ist die grundlegende Aussage des Yogasutra, weshalb wir hier auch als eine der zentralen Anweisungen die Aufforderung finden, unseren Geist zur Ruhe zu bringen (s. Yogasutra 1.2).

Yoga Nidra gehört zu den fünf Vrittis (Wellen). Auch diesen Begriff finden wir in der obigen Übersetzung von Patanjalis Sutra 1.10 wieder. Die Vrittis sind:

1. *Pramana* (rechtes Wissen)
2. *Viparyaya* (falsches Wissen)
3. *Vikalpa* (Einbildung/Fantasie)
4. *Nidra* (Schlaf/Nicht-Bewusstsein)
5. *Smriti* (Erinnerung)

Die Vrittis sind die Bewegungen unseres Geistes. In unserem Bewusstseinszustand identifizieren wir uns mit diesen Bewegungen.

Die Bewusstseinszustände und ihre Entwicklung

Der Bewusstseinszustand spielt in Yoga Nidra eine wichtige Rolle. Unsere Großhirnrinde erzeugt elektrische Wellen, die mittels EEG messbar sind. Diese Gehirnwellen werden den unterschiedlichen Bewusstseinszuständen zugeordnet.

Das Wachbewusstsein ist der Zustand, den wir als real erleben und der von den Vrittis bestimmt wird. Im Wachbewusstsein messen wir die Beta-Wellen, sie liegen bei ca. 13 bis 40 Hertz. Hier sind wir wach und konzentriert, unser Verstand ist aktiv. Wir sind aufmerksam und mit der äußeren Welt verbunden. Dies ist ebenso der Zustand, in dem wir Ängste, Sorgen sowie innere Unruhe spüren. Beta-Wellen werden vorrangig in den frontalen Hirngebieten registriert und sind der Zustand, in dem wir Erwachsene uns die meiste Zeit befinden. Mit etwa zwölf Jahren, also etwa mit Eintritt der Pubertät, steigt dieser zunehmend an, sodass die meisten von uns einen Großteil des Tages im Wachbewusstsein unterwegs sind.

Das Unterbewusstsein (Theta-Wellen, bei ca. 4 bis 8 Hertz) ist vorherrschend, wenn wir Entscheidungen treffen. Hier sind die Kleshas aktiv. Es ist der Zustand von Kreativität, Intuition und erhöhter Lernbereitschaft. Theta-Wellen sind messbar während Meditation und Entspannung. Kleinkinder zwischen zwei und sechs Jahren befinden sich vorherrschend in diesem Zustand. Wir kennen das, dass Kinder in diesem Alter häufig tagträumen oder visualisieren. Unsere Gefühle sowie auch tiefsitzende Eindrücke und Erlebnisse sind sehr präsent (samskaras[8]).

Im Unbewusstsein (Delta-Wellen, bei ca. 1 bis 4 Hertz) befinden wir uns im (traumlosen) Tiefschlaf und haben weder Ängste, Gedanken noch Sorgen und somit auch keine aktiven Vrittis oder Kleshas. In tiefer Hypnose oder in Trance ist dies ebenso der Fall. Spannenderweise befinden sich Babys vor allem in diesem Zustand. Sie benötigen viel Schlaf und sind noch unbeeindruckt von Erfahrungen. Es ist ebenso ein Zustand starker Empathie, in dem das Immunsystem und die Selbstregulation gestärkt werden.

Während Yoga Nidra werden unsere drei Bewusstseinszustände (Wachbewusstsein, Unterbewusstsein und Unbewusstsein) miteinander verbunden, um dann in den Alpha-Zustand zu gelangen. Die Alpha-Wellen[9] bewegen sich zwischen 8 bis 13 Hertz. Wir kennen diesen Zustand, denn es ist die Übergangsphase zwischen Wachsein und Einschlafen. In diesem Moment sind wir tiefenentspannt und besonders aufnahmebereit. Wir sind zwar wach, haben aber zudem Zugriff auf die Informationen aus unserem Unterbewusstsein. Wir befinden uns in einer angenehmen Ruhe und sind gleichzeitig geistig völlig klar.[10] Dieser Zustand wird in der Psychologie Hypnagogischer Zustand genannt. Durch die Anleitung in Yoga Nidra üben wir, diesen Moment immer weiter auszudehnen und zu halten. Dass dies möglich ist, wurde bereits über einen Zeitraum von sechs Jahren an der Kennedy Universität in Kopenhagen wissenschaft-

8 *Samskaras sind unsere Glaubens-/Handlungsmuster, die aus unseren tiefsitzenden Überzeugungen entstehen.*

9 *Vgl. Stangl, W. (2025). Alphawellen. Online Lexikon für Psychologie & Pädagogik. Zugriff unter https://lexikon.stangl.eu/3048/alphawellen*

10 *Max-Planck-Institut (2016). Aufmerksamkeit in Wellen. Zugriff unter https://www.cbs.mpg.de/pressemeldung/aufmerksamkeit-in-wellen; sowie neurocare group (2019). Leichteres Lernen nach Neurofeedback der Alpha-Wellen. Zugriff unter https://www.neurocaregroup.com/de/news-insights/metaanalyse-bestaetigt-evidenzbasiertes-neurofeedback-hilft-kindern-mit-adhs-dauerhaft-kopie*

lich untersucht (vgl. Nilsson, o. J.). Diesen Zustand erreichen Kinder, vor allem im Alter zwischen ca. sechs und zwölf Jahren, mühelos und häufig. Sie können leicht zwischen der äußeren und inneren Welt hin und her wechseln. Hier findet eine Stimulation von rechter und linker Hirnhälfte statt, welche durch einen leicht tranceartigen Zustand gekennzeichnet ist. Es ist eine Form von inspirierter Entspannung und der Zustand, den wir als Erwachsene in Meditation wiederzuerlangen versuchen.

Wir können also festhalten, dass sich die Bewusstseinszustände nach und nach entwickeln und wir auch im sich entwickelnden Gehirn Phasen feststellen, in denen bestimmte Gehirnwellen vorherrschend sind. Daher eignet sich Yoga Nidra perfekt für Kinder im Grundschulalter bis zum Beginn der Pubertät, da die Kinder in dieser Entwicklungsphase noch einen leichten Zugang zum Alpha- und Theta-Zustand haben und wir so im Prinzip einfach üben etwas zu erhalten, was naturgemäß bereits da ist.

Prägungen, Glaubenssätze und mehr

Die Kleshas stellen unsere Prägungen, Muster und Glaubenssätze dar, die wir bewusst und/oder unbewusst in unserem Leben gesammelt haben. Die Kleshas bringen die Vrittis in Bewegung, wobei Avidya (die Unwissenheit) ein sehr vorherrschendes Klesha ist. Wir denken ja gerne, wir wüssten, wie es geht oder würden die Wahrheit kennen. Doch die Wahrheit ist, dass es keine allgemeingültige Wahrheit gibt, da sie subjektiv ist. Wenn wir wissen, dass wir im Grunde keine Ahnung haben, dann befinden wir uns bereits auf dem Weg der Erforschung und Erkenntnis. Wenn wir das vielgenutzte Bild des klaren Wassers nehmen, dass unseren stillen und ruhigen Geist darstellt, so sind die Kleshas die Steine, die das Wasser in Bewegung (Vrittis) bringt. Sie sind sozusagen die Hindernisse, die es dabei zu überwinden gilt. Die fünf Kleshas sind:

1. *Avidya* = nicht wissen (Unwissenheit)
2. *Asmita* = Ich-Bewusstsein, Ich-Identifikation
3. *Raga* = was wir begehren, haben wollen, bis hin zur Sucht
4. *Dvesha* = Abneigung, Ablehnung
5. *Abhinivesha* = Angst (vor dem Unbekannten)

Warum also Yoga Nidra?

Yoga Nidra ist insofern von anderen Meditationsformen oder -übungen zu unterscheiden, da wir währenddessen alle Koshas durchdringen können.

Das Pancha Kosha-Modell stammt aus der Taittiriya Upanishad (ca. 500 v. Chr.) und umfasst fünf Energieschichten oder Hüllen (Pancha = fünf, Kosha = Hülle). Zu ihnen gehören:

- *Annamaya Kosha* = Nahrungskörper (unser äußerer Körper)
- *Pranamaya Kosha* = Vitalkörper (Lebensenergie)
- *Manomaya Kosha* = Mentalkörper (Denken, Gefühle)
- *Vijnanamaya Kosha* = Unterscheidungskörper (Intelligenz, Intuition)
- *Anandamaya Kosha* = Glückseligkeitskörper (innere Klarheit)

Während Yoga Nidra führen wir eine bewusste Trennung zwischen Körper (materiell) und Geist (feinstofflich) herbei. Der Körper ist das Kosha und dient als Hülle, sodass wir die sonstige Identifikation unseres Geistes mit dem Körper aufheben. Unterdessen bleiben wir wach und beobachtend, ohne uns auf unseren Körper zu beziehen. Wenn wir den Vergleich mit dem Schlaf hinzuziehen, so ist bei Yoga Nidra das Bewusstsein aktiv und führt somit eine Art bewussten Schlaf, der eine tiefe Entspannung darstellt (der Alpha-Zustand). Deshalb nennen wir Yoga Nidra auch den Schlaf der Yogis. Zudem durchdringen wir alle Stufen von Patanjalis Achtfachem Pfad (s. Kapitel 10). Wir gelangen von außen nach innen. So sind die Yamas, Niyamas, Asana, Pranayama und Pratyahara dem äußeren Weg zugeordnet, um dann nach innen zu führen für die folgenden Stufen. Durch das Zurückziehen der Sinne (Pratyahara), dass wir in Stufe zwei eines klassischen Yoga Nidra bereits erfahren, können wir so immer mehr üben, unsere Sinne im Griff zu haben. Hier sind wir wieder bei der Selbstregulation. Das Zurückziehen unserer Sinne hilft uns zur Konzentration (Dharana) und Meditation (Dhyana) zu kommen. Wie wir bereits zu Anfang erfahren haben, können wir in Yoga Nidra in den Alpha-Zustand gelangen und diesen über einen längeren Zeitraum halten. Deshalb ist in diesem Zustand auch unser Powersatz so wirkungsvoll. Wir sind lernbereiter und offener. Unsere Glaubenssätze, Erfahrungen und Erinnerungen sind nicht so präsent, so ist zudem auch ein Umlernen leichter möglich.

Ein längerer Teil in Yoga Nidra ist dem Kreisen der Wahrnehmung gewidmet. Hier werden die einzelnen Körperteile angesprochen. Vielleicht hast du schon einmal vom Homunkulus gehört? Dabei handelt es sich um eine bildliche Darstellung, die verdeutlicht, welche Gewichtung unser Körper als Abbild auf unserer Hirnrinde hat. Die Größe der Darstellung entspricht dem Raum, der auf der Hirnrinde eingenommen wird. Meist wird er als Männlein mit sehr großer Zunge, riesigen Händen und

Füßen dargestellt. Das zeigt, welche Körperteile sehr präsent sind. Das erste Mal taucht er sozusagen in Stufe zwei bei der Nennung der großen Körperteile auf. In Stufe vier wird es dann diffiziler und die Aufmerksamkeit wird auf die kleinen Teile des Körpers gerichtet. Das Wesentliche bei Yoga Nidra ist, dass wir nicht vom Gehirn zu den Körperteilen „denken", sondern die Richtung ändern, von der Wahrnehmung der einzelnen Körperteile zum Hirn. Das bedeutet, dass wir von der Wahrnehmung des Körpers unser Gehirn über die Nervenbahnen stimulieren. Satyananda zieht das Bild des Homunkulus heran, um zu zeigen, dass das Kreisen der Wahrnehmung in der vorgegebenen Reihenfolge wichtig ist.

In Stufe sieben rufen wir gegensätzliche Empfindungen hervor. Vielleicht fragst du dich, was es damit auf sich hat? Möglicherweise hast du schon einmal den Begriff der reziproken Hemmung gehört. Wir kennen den Begriff zum einen aus der Medizin, wo er auf einen Vorgang auf physiologischer Ebene verweist. Hier bedeutet es, dass bei der Dehnung eines Muskels sein sogenannter muskulärer Gegenspieler gehemmt wird. Zum anderen gibt es die reziproke Hemmung in der Psychologie und zwar in der Bedeutung, dass es nicht möglich ist, zwei gegensätzliche Empfindungen oder Reaktionen gleichzeitig zu spüren oder zu erleben. Habe ich ein Gefühl von Entspannung, ist es in der Regel nicht möglich, gleichzeitig Angst zu haben. Der indische Philosoph Jiddu Krishnamurti (1895–1986) beschreibt dies wunderbar, indem er sagt, dass wir im Moment der Achtsamkeit im Hier und Jetzt den angstfreien Raum betreten. So hilft uns diese Form des Hin-und-Her-Pendelns, unsere Resilienz auszubauen und versetzt uns in die Lage, unsere selbstregulativen Fähigkeiten zu stärken. Bin ich mir darüber bewusst, dass ich diese Empfindungen erzeugen kann, dann kann ich in Momenten des Unwohlseins im besten Fall wieder in ein Gefühl des Wohlseins zurückfinden.

Ein weiterer wichtiger Teil ist das Atemgewahrsein. Unser Atem ist unsere zentrale Lebensenergie. Wir kommen auf die Welt und unser erster Schrei dient der Belüftung der Lunge und der Verbindung mit der äußeren Welt. Es ist eine erste Einatmung. Wir atmen im Durchschnitt (als Erwachsene) ca. 10- bis 15-mal pro Minute ein und aus. Das macht ca. 23.000 Atemzüge am Tag. Und doch sind wir uns unseres Atems häufig nicht bewusst. Atem bedeutet Leben und mit Beginn unseres Lebens ist der ruhige, tiefe Atem etwas ganz Natürliches. Wenn du schonmal ein Baby beobachtet hast, kannst du diese Fähigkeit ganz wunderbar sehen. In unserem Alltag atmen wir häufig zu schnell und zu flach. Doch über einen tiefen und ruhigen Atem können wir unser Nervensystem beruhigen, und stellt somit ebenso ein Teil der Selbstregulation dar. Deshalb ist der Atem bei Yoga und Yoga Nidra ein wichtiges Element!

Die zehn Stufen von Yoga Nidra

Yoga Nidra für Erwachsene, so wie ich es gelernt habe, besteht aus zehn Stufen.

1. Stufe: Vorbereitung

Diese Stufe ist die Vorbereitung auf die eigentliche Übung. Es ist die Einführung, das Ausrichten des Körpers. Das überprüfen, ob die Lage so angenehm ist oder ob noch etwas verändert werden soll. Wir sagen uns selbst, dass wir nun Yoga Nidra machen und dabei wach bleiben. Eine Form des Commitment. Es folgt die Ansage, dass der Körper schläft und nur noch das Hören und die Achtsamkeit aktiv sind.

2. Stufe: Entspannung

In Stufe zwei wird eine erste Form der Entspannung hergestellt. Die Sorgen und Gedanken des Tages dürfen gehen. Wir lenken die Aufmerksamkeit auf die großen Teile des Körpers (Füße, Beine, Rücken, Bauch, Brust, Hände, Arme, Schultern, Hals, Kopf). Die Achtsamkeit geht zum Körper, anschießend zu Geräuschen im Außen und danach zum Atem.

3. Stufe: Sankalpa 1

Hier kommt zum ersten Mal das Sankalpa, das wir uns dreimal sagen mit der Anweisung dies achtsam, mit Vertrauen und voller Überzeugung zu tun. Was genau ein Sankalpa ist, erkläre ich in Kapitel 13.

4. Stufe: Kreisen der Wahrnehmung

Das Kreisen der Wahrnehmung ist eine Reise durch den gesamten Körper. Es werden die einzelnen Körperteile angesprochen mit der Anweisung, sich ein Bild des betreffenden Körperteils zu machen und den Namen gedanklich zu nennen.

5. Stufe: Körperwahrnehmung

Es folgt die Wahrnehmung der Punkte des Körpers, an denen er Kontakt mit der Unterlage oder dem Boden hat. Eine Bewusstheit des Körpers wird hergestellt.

6. Stufe: Atem

Hier folgt die Lenkung der Achtsamkeit auf den Atem. Die Atemzüge werden gezählt, zum Beispiel von 27[11] abwärts. Ein Moment der Konzentration, in dem immer wieder die Anweisung folgt, wach und achtsam bei der Atmung zu bleiben.

7. Stufe: Gegensätzliche Empfindungen

In Stufe sieben folgt das Erzeugen gegensätzlicher Empfindungen. Klassisch sind dies häufig die Gegensatzpaare heiß-kalt, schwer-leicht und das Gefühl von Schmerz vs. Freude. Die Anweisung, diese Empfindung jederzeit wachrufen zu können, beendet diese Stufe.

8. Stufe: Chidakasha

Chidakasha ist der Raum unseres Bewusstseins. Beobachten, zuschauen und sich nicht hineinziehen lassen sind die zentralen Anweisungen dieser Stufe. Das Symbol des höheren Selbst kann hier entdeckt werden.

Diese Stufe kann auch zur Visualisierung einer schnellen Abfolge vorgegebener Bilder genutzt werden, zum Beispiel Berg, Sonnenuntergang, frisches Wasser, blauer Himmel etc.

9. Stufe: Sankalpa 2

Kurz vor dem Ende von Yoga Nidra wird das Sankalpa nochmals wiederholt. Wie in Stufe drei wird es dreimal innerlich gesprochen.

10. Stufe: Innere Welt / Äußere Welt

Die letzte Stufe dient der Rückführung aus dem Zustand der Beobachtung der inneren Welt wieder hin ins Außen. Der Körper wird geweckt und wir kehren zurück aus der tiefen Entspannung.

---

11 Du kannst auch eine andere Zahl nutzen, häufig werden bei Yoga Nidra Zahlen verwendet, durch die die heilige Zahl 108 teilbar ist.

Häufig findet sich auch die Beschreibung in acht Stufen. Diese sind meist wie folgt:

1. Vorbereitung/Einstimmung
2. Sankalpa
3. Kreisen der Wahrnehmung
4. Atem
5. Gegensätzliche Empfindungen
6. Visualisierung
7. Sankalpa
8. Rückführung

Die kompletten zehn (oder acht) Stufen dauern bei Erwachsenen meist 30 bis 40 Minuten. Bei Kindern gilt es, dies zu vereinfachen und zu verkürzen, denn sowohl die Dauer als auch Teile des Inhalts können eine große Herausforderung darstellen. Das bedeutet für uns, dass wir Yoga Nidra an den jeweiligen Entwicklungsstand anpassen müssen. Um dies zu erreichen, ist es gegebenenfalls nötig, selbst ein passendes Yoga Nidra zu kreieren.

Zum Schluss noch ein Wort zu möglichen Kontraindikationen. Yoga Nidra gilt als eine sehr sichere Methode. Wie bei allem bedeutet es auch hier, dass es trotzdem auch herausfordernde Zustände hervorbringen kann. Wir arbeiten als Nicht-Therapeuten mit gesunden Menschen; wenn eine Erkrankung besteht, ob physisch oder psychisch, sollte immer mit dem betreffenden Arzt oder Therapeuten abgeklärt werden, ob eine Teilnahme an Yoga Nidra möglich oder zu empfehlen ist. Da wir in Yoga Nidra auch Bilder erzeugen, kann dies eine Herausforderung darstellen. Ebenso können unterdrückte Erinnerungen oder Erlebnisse hochkommen, die vielleicht nicht jeder handeln kann.

Wie Yoga Nidra durchaus auch im therapeutischen Setting ein Gewinn sein kann, liest du im Kapitel 19.

> Übe für dich selbst Yoga Nidra.
> Erforsche, welche Veränderungen du mit der Zeit wahrnehmen kannst.
> Schreibe deine Erkenntnisse auf.

12

Yoga Nidra für Kinder und Jugendliche

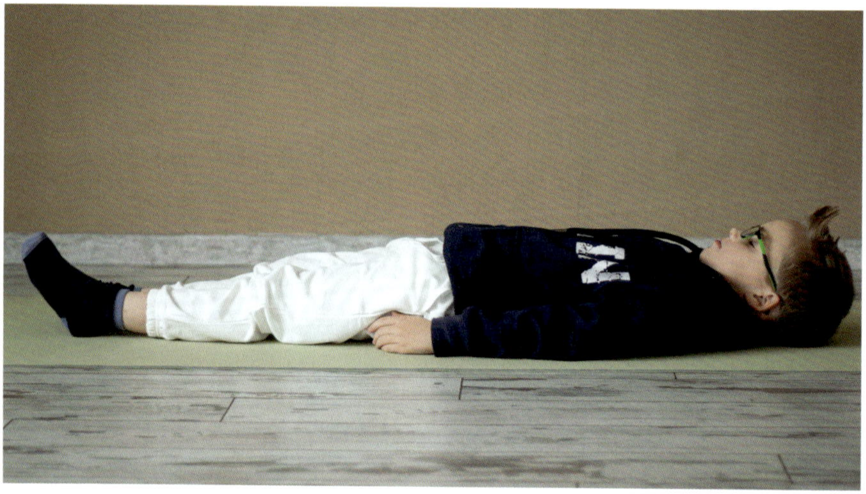

Im vorangegangenen Kapitel haben wir uns angeschaut, wie Yoga Nidra für Erwachsene aufgebaut ist und was dabei geschieht. Ich habe bereits angemerkt, dass wir für Kinder und Jugendliche inhaltlich im Text und natürlich auch in der Länge einiges verändern sollten. Wie genau das funktionieren kann, schauen wir uns nun im Detail an.

Am einfachsten arbeiten wir uns dabei an den bereits bekannten Stufen entlang. Ich bleibe hier beim Konzept der zehn Stufen, da es uns viele Möglichkeiten der Gestaltung bietet. Wenn wir eine Idee entwickelt haben, welche Lernerfahrungen in den einzelnen Stufen stecken und wofür wir sie einsetzen können, dann erlaubt uns das, sehr gezielt und individuell zu arbeiten. So kannst du mittels der einzelnen Stufen ein Yoga Nidra zusammenstellen oder selbst schreiben, das genau passend für die Kinder und Jugendlichen und ihre derzeitige Situation ist. Noch eine kleine Anmerkung: Die Punkte zwischen den Sätzen stellen kleine Pausen dar und sollen dich daran erinnern, den Kindern kurz Zeit zur Umsetzung zu geben. Du findest dies auch in den späteren Anleitungstexten im Praxisteil wieder.

Stufe 1 – die Vorbereitung

Die Kinder und Jugendlichen bereiten sich auf Yoga Nidra vor, indem sie eine bequeme Haltung finden und wir ihnen sagen, worum es in Yoga Nidra geht. Der Text könnte folgendermaßen aussehen:

Lege oder setzte dich bequem hin; wenn du magst, deck dich zu. Spüre mal, ob du gut und angenehm sitzt oder liegst. Wir werden jetzt eine Entspannungsreise machen, den Schlaf der Yogis. Die Entspannung fühlt sich ein bisschen so an wie das Gefühl, dass du kurz vor dem Einschlafen hast. Auch wenn der Körper sich entspannt, bleibst du wach.

Tipp

Denke daran, dass sich nicht alle Kinder und Jugendlichen in der Rückenlage (Savasana) wohlfühlen. Deshalb biete hier gerne auch eine sitzende Position an. Manchen Kindern fällt es schwer, die Augen geschlossen zu halten, daher kannst du hier optional ein Augensäckchen anbieten.

Stufe 2 – die Entspannung

Es geht in dieser Stufe um ein erstes Gewahrsein des Körpers und des Atems. Mit der Lenkung der Achtsamkeit auf die Geräusche vertiefen wir die Bewusstheit, dass das Hören nun der bevorzugte Sinneskanal ist, denn die Kinder sollen unserer Stimme folgen. Zudem lassen wir direkt zu Beginn die Sorgen und Gedanken des Tages gehen. Unser Gehirn wird dazu eingeladen, sich nun nicht mehr mit diesen zu beschäftigen.

Nimm einen tiefen Atemzug und lasse mit dem Ausatmen alle Sorgen und Gedanken des Tages aus dir hinaus fließen. Dann nimm die Füße war, die Beine, den ganzen Rücken, den Bauch, die Brust, komme zu den Händen, zu den Armen, den Schultern, zum Hals und zum Kopf. ... Jetzt höre auf Geräusche, die aus der Umgebung zu dir kommen. ... Nimm jetzt deinen Atem wahr. Mit dem Einatmen hebt sich der Bauch ein bisschen. Mit dem Ausatmen senkt er sich. Fast als wäre ein Luftballon darin versteckt.

Tipp

Für Jugendliche kannst du den Satz mit dem Luftballon weglassen. Er dient als ein einfaches Bild, um die Aufmerksamkeit leichter zur Atmung zu lenken und eine Vorstellung von der Bewegung des Bauches beim Atmen zu bekommen. Auch der Satz „Jetzt höre auf Geräusche, die aus der Umgebung zu dir kommen" ist optional, da er Kinder, die leicht ablenkbar sind, möglicherweise eher aus der Konzentration bringen könnte.

Stufe 3 – das erste Mal Sankalpa (bei den Kindern Powersatz)

Nun kommt zum ersten Mal der Powersatz. Die Kinder und Jugendlichen sagen ihn sich selbst in Gedanken (manchmal flüstern die Kinder auch). Sie werden darin gestärkt, dass das, was sie sich vornehmen, auch klappen wird. Im Sinne der Selbstwirksamkeit und für ein starkes Selbst eine durchaus wichtige Erfahrung.

Jetzt denke an deinen Powersatz. Wie du ihn eingepflanzt hast in deinen Garten und wie er dort wachsen kann. Sage dir diesen Satz dreimal mit dem Wissen, dass er weiter wachsen darf ... Das, was du dir so vornimmst, wird mit Sicherheit toll werden. ... Jetzt lasse deinen Powersatz gehen.

Tipp

Falls du die Powersatz-Meditation, die du im Praxisteil findest, nicht nutzt, lässt du den Satz in blau einfach weg!

Du kannst hier auch einen Satz vorgeben, wenn du das Yoga Nidra zu einem bestimmten Thema nutzt oder es etwas gibt, dass für die ganze Gruppe passt. Das könnte zum Beispiel vor einer Klassenarbeit ein allgemeiner Satz wie „Ich schaffe das." sein.

Stufe 4 – das Kreisen der Wahrnehmung

In diesem aus der Nyasa-Meditationspraxis entstandenen Teil wird die Achtsamkeit nun auf den Körper gerichtet. Es werden einzelne Körperteile und ganze Bereiche des Körpers angesprochen.

Komme jetzt zum Körper ... Stell dir das jeweilige Körperteil vor, das genannt wird. Komme zum rechten Daumen ... Zeigefinger ... Mittelfinger ... Ringfinger ... kleiner Finger ... Unterarm ... Oberarm ... Schulter ... Oberschenkel ... Unterschenkel ... Ferse ... Fußsohle ... die Fußzehen ... der ganze rechte Fuß ... die ganze rechte Körperseite ...

Komme nun zum linken Daumen ... Zeigefinger ... Mittelfinger ... Ringfinger ... kleiner Finger ... Unterarm ... Oberarm ... Schulter ... Oberschenkel ... Unterschenkel ... Ferse ... Fußsohle ... die Fußzehen ... der ganze linke Fuß ... die ganze linke Körperseite ...

Komme zur Rückseite des Körpers ... der ganze Rücken ... Nacken ... Hinterkopf ... die ganze Rückseite ... Komme zur Vorderseite ... Stirn ... rechtes Auge ... linkes Auge ... rechtes Ohr ... linkes Ohr ... Nase ... Kinn ... Hals ... der ganze Bauch ... die ganze Vorderseite ...

Komme zu den großen Teilen des Körpers ... Das ganze rechte Bein ... das ganze linke Bein ... beide Beine gleichzeitig ... der ganze rechte Arm ... der ganze linke Arm ... beide Arme zusammen ... Beine und Arme zusammen ... der ganze Rumpf ... der ganze Kopf ... der ganze Körper ...

Tipp

Selbst diese bereits gekürzte Stufe vier kann für Kinder zu lang und/oder zu herausfordernd sein, vor allem wenn du mehrere Stufen von Yoga Nidra nutzen möchtest. Gerade zu Beginn kann es ausreichend sein, sich auf den blauen Text zu beschränken, also ausschließlich die großen Teile des Körpers anzusagen. Alternativ kannst du besonders zur Einführung von Yoga Nidra diesen Teil für die Kinder als ersten Text nutzen. Denn das Kreisen der Wahrnehmung ist nach Meinung von Satyananda (2016, S. 168 ff.) sehr wirkungsvoll für Kinder. Wenn die Kinder noch jünger sind, kannst du hier auch ein Bild nutzen, damit die Vorstellung der Körperteile vereinfacht wird, zum Beispiel einen Schmetterling, der auf dem jeweiligen Körperteil landet. Du kannst den Text auch erweitern und Körperteile ergänzen, wenn die Kinder und Jugendliche sich länger konzentrieren können und bereits mit der Übung vertraut sind. Achte dann darauf, dass jeweils rechts und links angesprochen wird, zum Beispiel rechte Augenbraue – linke Augenbraue etc.

Wichtig für diese Stufe ist, dass die Kinder und Jugendlichen die Körperteile und ihre Namen kennen, deshalb macht es Sinn, vorab eine Anatomie-Einheit zu machen. Ideen hierzu findest du im Praxisteil.

Stufe 5 – die Körperwahrnehmung

Diese Stufe ist die Verbindung zum Außen. Die Verbindung findet durch unsere Stimme mit dem Hörsinn statt und nun auch noch ganz bildlich mit der Vorstellung der Körperteile im Kontakt mit dem Boden/der Unterlage.

Lenke die Aufmerksamkeit jetzt zu den Punkten, wo Körper und Fußboden sich berühren. Die Fersen und der Boden. Die Waden und die Berührung mit dem Boden. Rückseite der Oberschenkel und der Boden. Po und Fußboden. Bestimmte Punkte des Rückens und der Boden. Hände und der Boden. Arme und der Boden. Hinterkopf und der Fußboden.

Tipp

Dieser Teil ist für Kinder und Jugendliche gut machbar. Du kannst das Ganze auch einfach in einem Satz zusammenfassen: Nimm wahr, wo der Körper den Boden berührt.

Stufe 6 – die Atemwahrnehmung

Nun geht die Aufmerksamkeit zur Atmung. Da das reine Beobachten häufig sehr herausfordernd ist und dann viele Gedanken auftauchen, wird das Zählen eingebaut. Das kann den Kindern und Jugendlichen helfen, nicht abzuschweifen.

Beobachte jetzt den Atem, ohne den natürlichen Rhythmus zu verändern. Der Atem ist ganz natürlich. Schaue der Bewegung des Bauches zu. Mit dem Einatmen hebt er sich ... Mit dem Ausatmen senkt er sich ... Betrachte die Bewegung, die durch Atmung entsteht. Beginne nun damit, die Atemzüge zu zählen. Beginne bei 5 und zähle rückwärts 4, 3, 2, 1.

Tipp

Für Jugendliche kann das Zählen bei 9, 18 oder einer anderen Zahl[12] beginnen. Sie müssen nicht bis zum Ende kommen. Es geht hier um die Aufmerksamkeit. Zusätzlich kannst du noch den folgenden Satz einbauen: Wenn du beim Zählen durcheinanderkommst, wenn deine Gedanken abschweifen oder wenn du merkst, dass du eingeschlafen bist, beginne wieder bei 9 (bzw. 18).

Wichtig bei der Atemwahrnehmung ist, dass Kinder eine schnellere Atem- und Herzfrequenz haben. Dies gilt es zu beachten, denn somit findet auch Entspannung schneller statt als bei uns Erwachsenen.

Stufe 7 – gegensätzliche Empfindungen

Durch das Wecken der gegensätzlichen Empfindungen stärken wir unsere Willenskraft, fast wie einen Muskel. Wir rufen eine Empfindung wach, nicht durch unsere sinnliche Wahrnehmung, sondern rein durch das Lenken unsere Empfindungen. Auf diese Weise gestärkt, fällt es uns auch zukünftig leichter, unsere Empfindungen wahrzunehmen und mit ihnen umzugehen und diese – falls wir das wünschen – auch zu verändern. Auch diese Stufe ist eine Form der Selbstwirksamkeit. Ich kann Dinge verändern und gestalten. Ich bin meinen Gefühlen nicht hilflos ausgeliefert. In der Psychologie kennt man solche Übungen auch als Pendulation, die auch eingesetzt werden kann, um herausfordernde Erlebnisse für sich zu integrieren.

Du wirst jetzt gegensätzliche Gefühle wahrnehmen, das passiert nur in deinen Gedanken. Außen um dich herum verändert sich nichts. Der Körper ist ganz schwer, schwer wie ein Stein. Der Körper ist so schwer, dass er ganz schwer zum Boden sinkt. Jetzt stell dir eine Feder vor. Der Körper ist leicht, schwerelos. Leicht wie eine Feder. Jeder Teil des Körpers ist leicht, so leicht, dass er schwebt. Jetzt stelle dir noch einmal den Stein vor. Schwer, der Körper ist ganz schwer. Leicht, schwerelos, der ganze Körper ist leicht wie eine Feder.

12 *Du kannst auch eine andere Zahl nutzen, häufig werden bei Yoga Nidra Zahlen genutzt, durch die die heilige Zahl 108 teilbar ist.*

Hole dir jetzt ein glückliches Gefühl. Erinnere dich an etwas, dass dich sehr glücklich gemacht hat. ... Du kannst diese Empfindung jederzeit in dir wachrufen.

Tipp

Diese Stufe ist in dieser Form eher für Kinder und Jugendliche geeignet, die bereits erfahren sind. Wenngleich sie eine gute Übung zur Selbstwirksamkeit ist. Sie sollte vorab vorbereitet werden, beispielsweise mit Übungen im Yoga zu Gegensätzen. Mit Kindern können wir diese Stufe spielerisch einbauen, wie zum Beispiel im Yoga Nidra mit den Gefühlsmonstern (s. Kapitel 28).

Stufe 8 – Chidakasha

Diese Stufe ist eine Form der Wahrnehmung dessen, was in uns steckt. Ob es dein wahres Selbst ist oder der wahre Wesenskern oder wie auch immer du es nennen magst. Es ist im Grunde das, was uns wirklich ausmacht, jenseits aller Zuschreibungen, Ideen und Konstrukte. Es ist nicht mehr die Wahrnehmung des Körpers, sondern der Raum unseres Bewusstseins (das ist auch die Übersetzung für Chidakasha). Mit Kindern und Jugendlichen können wir es auf der Ebene der besonderen Talente, Fähig- und Fertigkeiten entdecken. Das kann dazu beitragen, ein starkes Selbst zu entwickeln und das Selbstbewusstsein zu stärken. Ebenso lässt sich hier auch gut ein Bild (Visualisierung) einbauen.

Stell dir einen Raum vor hinter den geschlossenen Augen. Es der Raum deines Bewusstseins. Du schaust in einen weiten Raum. Betrachte alles, was du dort sehen kannst. Hier kannst du deine besonderen Talente entdecken. Entdecke all die tollen Dinge, die dich ausmachen. Du hast viele tolle Fähigkeiten.

Stell dir einen wunderschönen bunten Regenbogen vor. Er hat viele Farben. Jede Farbe hat besondere Qualitäten. Vielleicht möchtest du dir eine Farbe aussuchen, vielleicht wechseln sich die Farben ab. Stell dir vor, du liegst unter diesem schönen Regenbogen und wirst eingehüllt von seinen Farben. Du fühlst dich sicher und geborgen. Die Farben des Regenbogens geben dir Kraft und erinnern dich daran, was du alles kannst.

Wichtig

Diese Stufe habe ich für Kinder und Jugendliche abgewandelt. In der Form meiner Yoga-Nidra-Ausbildung wird hier der Raum Chidakasha beobachtet, der Raum des höheren Selbst. In anderen Formen von Yoga Nidra findet sich hier eine Visualisierung anhand einer Abfolge von Bildern wieder. Da die Beobachtung von Chidakasha, aus meiner Erfahrung, zu abstrakt ist (häufig auch für uns Erwachsene), habe ich diese Stufe so angepasst, dass die Kinder und Jugendlichen vor allem ihren Stärken und Talenten begegnen. Ist Yoga Nidra für den Menschen etabliert und gut eingeübt, kann dann auch langsam zur erwachseneren Version hingeführt werden. Auch Satyananda ist davon überzeugt, dass Visualisierungen für Kinder äußerst gewinnbringend sind und sie hier sogar eher als bei Erwachsenen genutzt werden können. Das bedeutet, wir können hier wunderbar mit Bildern arbeiten. Diese Fähigkeit von Kindern, ihre Fantasie zu nutzen und Bilder zu erzeugen, ist ebenso ein Ausdruck von Kreativität. Deshalb noch ein zweiter möglicher Textbaustein (blau) zur Wahl.

Stufe 9 – Sankalpa, die zweite

Wir wiederholen unseren Vorsatz. Das dient der Festigung und nun ist unser Geist in einem anderen Zustand als zu Beginn der Übung. Es ist ein bisschen wie bei dem Motto: Steter Tropfen.

Erinnere dich jetzt an deinen Powersatz. Sage dir den gleichen Satz, den du zu Beginn von Yoga Nidra gesagt hast.

Stufe 10 – von innen nach außen

Nun geht es darum, die Kinder und Jugendlichen wieder zurückzuholen. Dieser Teil ist sehr wichtig, denn so wie bei jeder Fantasiereise, Entspannung oder Meditation sollten wir auch hier gut darauf achten, dass die Kinder am Ende wieder ganz wach und klar sind.

Yoga Nidra kommt jetzt zum Ende und du wirst langsam wieder zurück nach außen kommen. Beginne nun, den Körper wieder zu bewegen. Zuerst die Füße ... die Hände ... die Beine ... die Arme ... die Schultern ... den Kopf ... Räkel und strecke dich ... Wenn du ganz wach bist, setze dich langsam auf und öffne die Augen.

Tipp

Schau danach allen Kindern und Jugendlichen in die Augen und überprüfe, dass sie richtig da sind. Andernfalls kannst du zum Abschluss auch eine der Übungen aus dem Kapitel der Stabilisierungstechniken machen. Vor allem wenn die Kinder anschließend im Straßenverkehr unterwegs sind, müssen sie wieder wach und klar sein!

Wie lege ich los?

Ich habe eingangs schon erwähnt, dass ich der Überzeugung bin, dass wir Menschen immer gut vorbereiten sollten, genauso, wie wir selbst gut vorbereitet sein sollten. Führe die Kinder und Jugendlichen langsam an Yoga Nidra heran, indem du vorbereitende Übungen nutzt. Das kann wunderbar über erste kurze Entspannungsmomente, Körperübungen, Sinneswahrnehmung, Atembeobachtung und ähnliches geschehen. Im Praxisteil findest du hierzu Ideen, auch um zu schauen, ob alle nötigen Kompetenzen für Yoga Nidra vorhanden sind. Es bietet sich an, die einzelnen Stufen als alleinige Entspannungsübungen einzuführen. So kannst du nach und nach diese Entspannungseinheit verlängern und alles stimmig aufeinander aufbauen. Satyananda nutzt klassisch für sein Yoga Nidra für Kinder vor allem die Stufen Vorbereitung, Kreisen der Wahrnehmung, Atem, eine Visualisierung (dies kann auch in Form einer kleinen Geschichte oder mittels eines Bildes aus der Natur erfolgen) und kommt anschließend zum Ende. In seinem Buch verzichtet er bei der Version für Kinder gänzlich auf ein Sankalpa. Es wird eher bildhaft während der Visualisierung als Vorstellung eingebaut. Wenn wir uns bewusst machen, wieviel Power so ein Powersatz (Sankalpa) hat, dann macht es durchaus Sinn, auch diesen bewusst und verantwortungsvoll einzusetzen.

Da Yoga Nidra eine (je nach Alter) längere Entspannung ist, bietet es sich an, vorher einige Körper-Übungen zu machen, damit der Körper gut auf die folgende Sequenz vorbereitet wird. Je nachdem aus welchem Setting die Kinder und Jugendlichen zu dir kommen, kann es nötig sein, erst einmal den Alltagsstress auf körperlicher Ebene loszuwerden. Wenn du wenig Zeit hierfür hast, ist mein Tipp, eine kleine Tanz- oder Schütteleinheit voranzustellen. Eine hilfreiche Übung zum Loslassen und Auspowern.

Beginne die einzelnen Stufen nach und nach einzuführen. So kannst Du auch sukzessive die Zeit ausdehnen. Beobachte wie es den Kindern/Jugendlichen geht. Biete im Anschluss immer einen Raum für Gespräche an (natürlich basiert es immer auf Freiwilligkeit, ob die Kinder/Jugendlichen etwas erzählen mögen). Abschließend kann auch eine kreative Technik wie malen oder schreiben ein wirkungsvoller Abschluss sein. Ich habe erlebt, dass viele Kinder und Jugendliche es genießen, eine Art Journal zu Yoga Nidra zu führen, in das sie hinein malen oder schreiben können.

Eine einfache Version besteht beispielsweise aus den Stufen 1 bis 4, 9 und 10. Du kannst auch spezielle Themen in Yoga Nidra einbauen und dann den Powersatz vorgeben, wenn du die Kinder und Jugendlichen stärken willst vor einer Klassenarbeit o. ä. Das bietet sich vor allem in der Arbeit mit Gruppen an. Du kannst auch, nach Satyanandas Vorbild, den Powersatz weglassen und stattdessen ein Bild oder eine Visualisierung nutzen, um den Inhalt zu transportieren. Im Praxisteil findest du unterschiedliche Texte hierzu. Vieles ist hier möglich und es darf aus meiner Erfahrung sehr individuell und kreativ gearbeitet werden. Schön ist ebenfalls, den Kindern und Jugendlichen das Yoga Nidra aufzusprechen und ihnen für zu Hause mitzugeben. Das ist im Zeitalter von Handys ganz einfach und hat meist eine gute Qualität. Das schöne für die Kinder ist dann, dass sie deine Stimme hören, die eine Art Anker für sie ist. Sie ist bekannt, vertraut und lässt die Kinder so leichter in die Entspannung kommen. Das ist wesentlich wirkungsvoller als eine fremde Stimme von einer CD oder ähnlichem. Lies dir den Yoga Nidra Text vorab einige Male durch, sodass du ihn möglichst flüssig erzählen kannst. Achte auf deine Stimme und das Tempo. Lass auch immer wieder kurze Pausen, wenn zum Beispiel Bilder visualisiert werden sollen.

Dass wir uns die einzelnen Stufen so genau angeschaut haben, soll dich dazu einladen, kreativ eigene Texte zu gestalten. Du kannst sie passend zu den Themen deiner Stunden wählen, falls du Yoga unterrichtest oder zu Themen, die im Schulalltag gerade wichtig sind. Ebenso können sie auf die aktuelle Situation der Kinder und Jugendlichen sowie auch ganz individuell für den einzelnen (z. B. im therapeutischen Setting oder im Coaching) entwickelt werden. Jede Stufe hat besondere Qualtäten, sodass es Sinn macht, sich vorher darüber im Klaren zu sein, was du erreichen möchtest. Was ist das Ziel? Wie soll es erreicht werden? So kannst du sehr individuell und authentisch arbeiten. Und vergiss nicht: Es gibt kein So-muss-es-sein. Es darf einfach sein!

Selbstreflexion

Hast du Lust, eigene Texte zu entwickeln?

Wenn nicht, was hindert dich daran?

Hast du die Idee, nicht kreativ zu sein?

Überlege gemeinsam mit den Kindern und Jugendlichen ein passendes Thema und schreibt einen Text zusammen oder lasse die Kinder und Jugendlichen eigene Texte schreiben.

13

Sankalpa – oder auch Powersatz genannt

Wenn du bereits mit Yoga vertraut bist, dann kennst du den Begriff sicherlich. Vielleicht liest du ihn hier aber auch zum ersten Mal. Deshalb schauen wir uns erst einmal an, was man unter dem Begriff Sankalpa versteht.

Ich denke, wir sind uns einig, dass Worte eine große Macht haben. Deshalb gibt es in diesem Buch auch ein Kapitel zur Kommunikation (s. Kapitel 9). Bewusst wird uns das vor allem, wenn wir unseren Gedanken eine Weile zuschauen. Wir denken etwas und nehmen das dann auch für wahr. Wir sagen etwas und auch das kann eine große Kraft haben, im positiven wie auch im negativen Sinne. Ein Sankalpa kann eine Form der Affirmation oder eines Glaubenssatzes sein. Deshalb eine kurze Begriffsklärung an dieser Stelle.

Was ein Glaubenssatz ist, kannst du genauer nachlesen im Kapitel 17, in dem es um die Arbeit mit Glaubenssätzen geht.

Eine Affirmation ist ein kurzer, prägnanter Satz, den wir als Bestärkung oder Ausrichtung nutzen können. Affirmationen werden in verschiedenen Kontexten eingesetzt, sowohl im Yoga als auch in Coaching und Beratung oder im therapeutischen Setting. Eine Affirmation ist eine Art positive Bewertung einer Situation oder Handlung und kann uns helfen, einen Perspektivwechsel zu vollziehen, sozusagen eine andere Bewertungsbrille aufzusetzen. Der Unterschied zum Sankalpa ist, dass eine Affirmation nicht direkt etwas mit meinem persönlichen Wachstum zu tun haben muss.

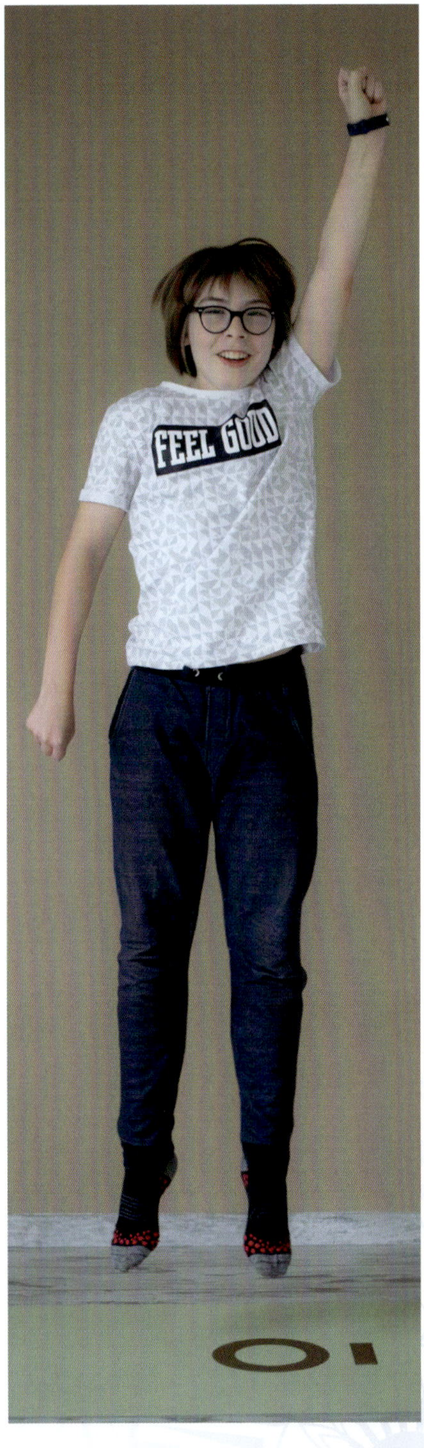

Wenn wir mit Affirmationen arbeiten, ist es wichtig, dass die Kinder und Jugendlichen den Satz wirklich annehmen können. Das wird wichtiger, je älter sie sind, denn umso stärker ist der Glaubenssatz, die Erfahrung abgespeichert. Es gibt in unserem Gehirn einen Bereich, der sehr schnell darauf reagiert, wenn er einen Widerspruch zu erkennen meint. Der Anteriore Cinguläre Cortex (kurz ACC) liegt im frontalen Bereich unseres Cingulären Cortex und ist wichtig bei der Impulskontrolle, bei der Bewertung von Fehlern und der Entscheidungsfindung. Hören wir nun eine Affirmation, die konträr zu unseren bisher geglaubten Erfahrungen und Bewertungen steht, kann uns das unter Stress setzen. Das bedeutet, dass wir möglicherweise das Gegenteil des Gewollten erreichen. Deshalb ist es wichtig, zuerst alte Glaubenssätze zu finden und zu hinterfragen. Du kannst alte Glaubenssätze beispielsweise mit dem sokratischen Dialog hinterfragen (s. Kapitel 9).

Schauen wir nun das Sankalpa etwas genauer an. Es ist sehr persönlich. Es ist das, worauf ich mich ausrichte, was ich in meinem Leben haben möchte, was ich sein oder erreichen möchte. Es geht hier nicht um materielle Dinge, sondern um das eigene innere Leben. So dient es als Ausrichtung und als Same, der sich verwirklichen darf. Das Sankalpa kann hochwirksam sein (vgl. Kapitel 11). Es ist sozusagen ein positiver Glaubenssatz, der im Unterbewusstsein verankert wird. So wird häufig der Vergleich des Samens herangezogen, der in gute Erde gelegt wird.

Wie gestalte ich ein Sankalpa?

Der Same (Sankalpa) kann in unserem entspannten Geist eingepflanzt und gepflegt werden, um zu wachsen und so Wirklichkeit zu werden. Ein Sankalpa sollte kurz und positiv formuliert sein. Es sollte keine Verneinungen enthalten und sich auch auf keine anderen Lebewesen beziehen. Es sollte sich immer nur direkt auf dich beziehen und zwar in der Form, als hättest du das, was du dir wünschst, bereits erreicht. Beispiele hierfür können sein:

- Ich werde immer geliebt, so wie ich bin.
- Ich meistere alle Herausforderungen zu jeder Zeit.
- Ich bin, indem was ich tue, erfolgreich.
- Ich vertraue mir und meiner Intuition.
- Ich schaffe, was ich mir vornehme.

An den Beispielen siehst du bereits, dass es immer um unser eignes Innenleben, also das Entdecken und Stärken unseres Selbst geht. Es geht nicht um Materielles oder darum, gute Noten zu schreiben oder einen Wettkampf zu gewinnen. Es ist immer an unsere eigene Entwicklung (Stichwort Selbstwirksamkeit) geknüpft. Das Sankalpa ist somit eine Form der Selbstermächtigung, denn ich kann etwas tun und bin dem Ganzen nicht ausgeliefert. Vor allem Kinder erleben sich oftmals in Situationen, in denen für (oder über sie) entschieden wird oder etwas mit ihnen „getan" wird. Denn ist die Entwicklung eines starken Selbst nicht das, was wir als Begleiter unseren Kindern und Jugendlichen vorrangig ermöglichen sollten? Die Entwicklung eines starken Selbst, denn nicht umsonst steckt es in den vielgenutzten Worten SELBSTwirksamkeit, SELBSTvertrauen, SELBSTverwirklichung, SELBSTregulation etc.

Deshalb ist Partizipation ein zentrales Thema in der Pädagogik (und übrigens auch gesetzlich festgeschrieben, s. Kapitel 14). Wie kannst du nun, gemeinsam mit den Kindern und Jugendlichen herausfinden, welche Themen für sie wichtig sind?

Hier ein kleiner zusätzlicher Impuls: In der Findung und Überprüfung solcher Sätze funktioniert das Skalieren häufig sehr gut. Du überlegst dir mit den Kindern eine Skala, z.B. von 1-10 oder eine Art Thermometer, in der zum Beispiel die 1 für nicht so wichtig und die 10 für sehr wichtig steht. Dann überlegt ihr, wie wichtig das Thema ist. Skalieren ist ebenso mit Gesten (Arme weit oder nicht so weit auseinander) darstellbar. Es ist eine einfache und leicht umzusetzende Möglichkeit, in der sich die Kinder und Jugendlichen gesehen und gehört fühlen und sich zudem selbst als wirksam erleben und so auch ihre selbstregulativen Fähigkeiten entdecken können. Dies kann sowohl beim Sankalpa als auch beim Umgang mit Gefühlen eingesetzt werden.

Das Sankalpa ist ein Wunsch, den wir Wirklichkeit werden lassen. Oftmals können wir so unsere Gewohnheiten verändern. Denn auch die ursprüngliche Gewohnheit ist durch häufige Wiederholungen entstanden. Die gute Nachricht: Gewohnheiten kann man umlernen (s. Kapitel 19)! Der Vorteil bei Kindern und Jugendlichen ist, im Gegensatz zu uns Erwachsenen, dass ihre Gewohnheiten, gemäß ihrem Alter, noch nicht so stark etabliert sind.

So können wir Zielenergie aufbauen und den Wunsch zum Beispiel mittels VAKOG[13] (dem Bezug auf die Sinne: Visuell-Auditiv-Kinästhetisch-Olfaktorisch-Gustatorisch) verstärken. Man könnte sagen, es ist ein bisschen wie ein kognitives Reframing[14].

Bei Kindern und Jugendlichen nenne ich das Sankalpa den Powersatz, weil er eine Art von Superkraft hat. Fühl dich frei dem auch neue Namen zu geben, vielleicht auch mit den Kindern gemeinsam.

Im Praxisteil (s. Kapitel 17) findest du zudem eine Entspannungsgeschichte, die Powersatz-Meditation. Mit ihrer Hilfe kannst du das Bild des Samens bei den Kindern verstärken, um so leichter mit dem Powersatz in Yoga Nidra arbeiten zu können.

13 *Der Begriff VAKOG stammt ursprünglich aus der NLP (NeuroLinguistische Programmierung).*

14 *Reframing: Etwas in einen anderen Rahmen setzen, umdeuten, eine Form des sprachlichen Perspektivwechsels.*

Spannend zu wissen: Bereits einige Sekunden bevor uns eine Entscheidung bewusst ist, ist sie bereits in unserem Gehirn messbar das bedeutet für uns, dass wir mehr wahrnehmen und verarbeiten, als wir denken (vgl. Max-Planck-Gesellschaft, 2008).

Abschließend möchte ich noch einmal darauf hinweisen, dass Worte sehr machtvoll sind. Daher sollten wir ein Sankalpa sowie auch Affirmationen sehr bewusst und achtsam einsetzen. Frag dich, was du erreichen möchtest, was deine Intention ist. Ebenso, ob das auch für den jeweiligen Menschen wirklich dran ist. Denn es geht in unserer Arbeit als Begleiter nicht um uns, sondern um die Bedarfe des jeweiligen Menschen.

Selbstreflexion

Was ist dir in deinem Leben wichtig?

Was möchtest du erreichen?

Finde dein eigenes Sankalpa (deinen Powersatz).

Deine Notizen

14

Was brauchen Kinder und Jugendliche für Yoga Nidra?

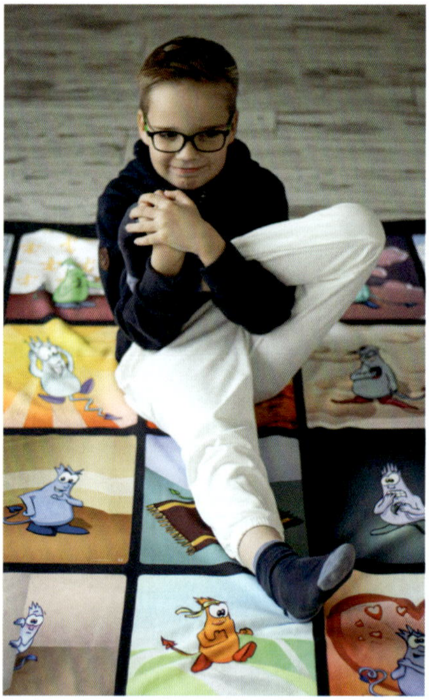

Hier geht es nicht darum, welches Equipment du benötigst, um mit Kindern Yoga Nidra zu üben, sondern um die Kompetenzen, die die Kinder benötigen, um sich auf solch eine Entspannung einlassen zu können. Wir möchten sie stärken und ihnen etwas mitgeben und das funktioniert nur, wenn sie sich wirklich darauf einlassen können. Also schauen wir uns gemeinsam an, was du vorab mit den Kindern üben kannst, um ihnen den Zugang zu Yoga Nidra zu erleichtern.

Ich erlebe in meiner Arbeit häufig, dass Menschen mit Kindern arbeiten und dann denken, man könne sofort Savasana (Entspannungshaltung im Yoga in der Rückenlage) machen oder eine 10-minütige

Entspannungsgeschichte vorlesen und die Kinder machen mit und sind happy. Ganz so einfach ist es jedoch in den meisten Fällen nicht.

Grundlage für unsere Arbeit ist, dass die Kinder und Jugendlichen sich sicher fühlen und das meine ich im wahrsten Sinne des Wortes. Wenn du dich an unser Nervensystem erinnerst, das permanent dabei ist, abzuchecken, ob Gefahr droht oder ob wir in Sicherheit sind, wird deutlich, wie wichtig das ist. Wir Menschen können nur lernen und entspannen, wenn wir uns in Sicherheit fühlen. Um sich sicher zu fühlen, benötigt es einige Voraussetzungen. Da ist neben dem Raum, natürlich auch die Gruppe und am allerwichtigsten bist natürlich du. Denn du sorgst für Sicherheit, du hältst den Raum und sorgst dafür, dass alles in Ordnung ist. Hier wird schon klar, dass Yoga Nidra in den meisten Fällen nicht unbedingt in der ersten Stunde angesagt ist, vor allem dann, wenn Gruppe oder Raum noch unbekannt sind, und du vielleicht auch. Wenn diese Voraussetzungen erfüllt sind, gibt es noch ein paar weitere Faktoren, die wichtig sind, um sich auf solch eine Form der Ruhe und Entspannung einlassen zu können.

Ich nenne zuerst einmal die aus meiner Sicht nötigen Kompetenzen:

- Imagination
- Einige Momente zur Ruhe kommen können
- Eine Idee von Entspannung zu haben
- Achtsamkeit
- Den Atem kennen und beobachten
- Vertrauen in die Gruppe und in die Leitung (also dich)
- Die Augen für einen gewissen Zeitraum schließen können
- Den Körper kennen und benennen können
- Konzentration
- Eine erste Form der Selbstregulation
- Selbstwirksamkeit
- Partizipation

Ich werde an dieser Stelle kurz erklären, was ich damit meine. Wie du das jeweils in der Praxis üben kannst, erfährst du im Praxisteil.

Beginnen wir der Reihe nach

Imagination

Imagination stammt aus dem Lateinischen *imago*, was Bild bedeutet. Wir verwenden es im Sinne der Vorstellung oder der Fähigkeit innere Bilder hervorrufen zu können. Das ist in der Regel etwas, das Kindern noch sehr leichtfällt. Sind sie doch in der Lage, sich in regelrechte Fantasiewelten zu versetzen (erinnere dich an die Bewusstseinszustände in Kapitel 11); eine Fähigkeit, die uns Erwachsenen meist mehr und mehr abhandenkommt. Zu imaginieren wird in vielerlei Methoden eingesetzt. Wir finden es sowohl in Yoga und Meditation als auch in Beratung und Coaching sowie auch im therapeutischen Setting wieder. Unsere Vorstellungskraft ist nämlich, wie das Wort schon beinhaltet, äußerst kraftvoll. Unser Unterbewusstsein kann nicht zwischen Illusion und Realität unterscheiden, sodass jeder Gedanke uns erst einmal real erscheint. By the way: Es lohnt sich, auf die Ausrichtung der eigenen Gedanken zu achten. Das wird derzeit auch untersucht und erste Ergebnisse deuten darauf hin, dass Gefühle wie Dankbarkeit, Freude und Liebe unsere Herzkohärenz (optimale Synchronisation von Herzschlag, Atmung und Blutdruck) positiv beeinflussen (Seligman, M. & Stehen, T. 2005).[15]

Deshalb fühlen sich auch Imaginationen, Träume oder Vorstellung häufig so real für uns an. Wir nutzen also die Kraft der Vorstellung dazu, etwas zu erreichen bzw. eine Art Zielenergie aufzubauen. Dies ist besonders nützlich, wenn wir an der Ausrichtung, dem Ziel arbeiten, das, was wir Sankalpa oder hier den Powersatz nennen.

Einige Momente zur Ruhe kommen können

Wir alle brauchen täglich kleine Ruhepausen, um die Reize unseres meist schnellen und lauten Alltags verarbeiten zu können. Wir wissen, dass heute viele Kinder unter Stress leiden und dies in den letzten 20 bis 30 Jahren stark zugenommen hat (vgl. Clouth, 2024 sowie Kapitel 6).

Zur Ruhe kommen kann in kurzen Momenten geschehen. Ein Moment des Innehaltens, vor allem auch Momente, ohne den ständigen Reizen von Medien und Co. ausgesetzt zu sein. Das kann auch wunderbar im Alltag geübt werden, indem es

15 *Passend dazu findest du die Maitri Meditation im Praxisteil.*

immer wieder kleine Phasen des Rückzuges geben kann. Kleine Kinder gönnen sich diese Ruhepausen häufig noch selbstverständlich und ohne darüber nachzudenken, doch unser Alltag fordert meist Interaktion, Schnelligkeit, Produktivität, ständige Erreichbarkeit, sodass wir Erwachsene diese Fähigkeit häufig verlernt haben. Wenn wir dieses Zur-Ruhe-Kommen unseren Kindern nicht ermöglichen bzw. beibringen, dann wird das auch Auswirkungen auf ihr späteres Leben haben. Im Yoga gehen wir davon aus, dass Selbsterforschung nur in Ruhe geschehen kann. In Ruhe sind wir in der Lage, Dinge zu unterscheiden, um dann angemessen reagieren zu können.

Eine Idee von Entspannung haben

Das passt wunderbar zu unserem vorigen Thema, der Ruhe. Entspannung will gelernt sein. Erinnere dich an unser Nervensystem, den Parasympathikus (s. Kapitel 7). Er will trainiert werden und hierfür benötigen wir gute Vorbilder, auch im Sinne der Co-Regulation. Häufig ist uns gar nicht bewusst, wie angespannt wir sind, denn dafür braucht es Achtsamkeit. Vor allem ist es hilfreich wahrzunehmen, wo der Unterschied zwischen einer entspannten Muskulatur und einer angespannten liegt. Wir sind meist so an den angespannten Zustand gewöhnt, dass er uns als völlig normal erscheint und deshalb vielen Menschen auch gar nicht auffällt, wie angespannt sie wirklich sind.

Achtsamkeit

Ein Begriff der bisweilen fast schon inflationär benutzt wird. Doch was bedeutet es eigentlich, achtsam zu sein? Achtsamkeit ist das Wahrnehmen des gegenwärtigen Augenblicks, möglichst ohne Bewertung und mit einem offenen Geist. Du nimmst war, was du gerade tust. Du liest gerade diesen Satz. Aha, ich lese. Keine Bewertung, keine Kommentare. Einfach beobachten und zuschauen. Achtsamkeit ist das Gegenteil von Multitasking (das übrigens äußerst ungesund ist). Achtsamkeit ist weder eine Methode noch ein Tool. Achtsamkeit ist, wenn überhaupt, eine Haltung. Achtsames Im-Moment-Sein. Gewahrsein. Zuschauen. Erleben.

Den Atem kennen und beobachten

Wir wissen, dass wir atmen, doch glücklicherweise geschieht das von ganz allein. Und doch ist unser Atem ein, wie wir im Yoga sagen, machtvolles Instrument. Über den Atem können wir zur Ruhe kommen, uns also selbst beruhigen. Wir können ihn aber auch nutzen, um wach und angeregt zu sein. Mit Kindern und Jugendlichen arbeite ich nur insoweit mit dem Atem, als dass ich die Funktion des Atems erkläre, also was physiologisch im Körper geschieht, um eine erste Bewusstheit herzustellen. Als zweiter Schritt beginne ich mit Übungen zur Beobachtung des Atems und als dritter Schritt folgen einfach Atemübungen, die vor allem auf unser parasympathisches System wirken.

Vertrauen in die Gruppe und in dich

Vertrauen in jemanden oder etwas zu haben ist subjektiv, weshalb es naturgemäß ganz unterschiedlich ist, was ein Mensch benötigt, um Vertrauen herstellen zu können. Es kommt darauf an, welche Erfahrungen er gemacht hat, auch in seinen frühen Bindungen. So ist es eine ganz individuelle Sache, wie schnell oder langsam sich eine vertrauensvolle Beziehung aufbaut. Grundpfeiler hierfür sind jedoch das Gefühl der Sicherheit, Verlässlichkeit, Authentizität und Offenheit. Und dann gibt es einen weiteren wichtigen Faktor und das ist die Zeit. Manche Menschen brauchen einfach Zeit, um vertrauen zu können. Denken wir an unser Nervensystem, dass ständig auf der Suche nach Sicherheit ist, wird klar, dass dies ein wesentlicher Faktor für Lernen und Vertrauen ist.

Die Augen für einen gewissen Zeitraum schließen können

Da geht's schon los, denn für das Schließen der Augen benötigen wir vor allem Sicherheit und Vertrauen! Unser visueller Sinn ist in unserer Gesellschaft ein vorherrschender und wir sind den ganzen Tag mit ihm beschäftigt. Vieles was wir lernen, erfolgt über unseren visuellen Kanal. Vor allem die formale Bildung benötigt diesen Sinn - denken wir nur ans Lesen und Schreiben - und so ist er für die meisten von uns einer der wichtigsten unserer Sinne. Wenn ich die Augen schließe, bedeutet das, dass ich eine Trennung zum Außen herbeiführe. Ich gebe die Kontrolle ab, denn nun kann ich nicht mehr sehen, was um mich herum geschieht. Besonders für jüngere Kinder ist dann deine Stimme eine wichtige Hilfe und Orientierung. Ich gebe zudem auch immer die Information, dass ich aufpasse, dass ich den Raum nicht verlassen werde und dass ich dafür Sorge, dass alles ok ist. Das Augen-schließen-Können benötigt meist Zeit und eine gute Beziehung, die Sicherheit und Vertrauen vermittelt!

Den Körper kennen und benennen können

Vielleicht denkst du, es sei selbstverständlich, dass ein Kind im Grundschulalter oder weiter gedacht ein Jugendlicher, seinen Körper kennt und auch benennen kann. Das ist jedoch nicht immer der Fall, weshalb es wichtig ist, dass wir diese Grundlage schaffen. Dabei geht es nicht nur um die Erkenntnis und das Lernen der eigenen physischen und psychischen Vorgänge, sondern auch um Selbstwirksamkeit. Denn wie soll ich denn die Möglichkeiten von Yoga Nidra nutzen, wenn ich meinen eigenen Körper nur rudimentär kenne und verstehe?

Konzentration

Die Fähigkeit der Konzentration ist in den meisten Lebensbereichen sehr wichtig. Diese zu schulen hat positive Auswirkungen für das Lernen in der Schule, aber auch für die Freizeitgestaltung und die Fähigkeiten der Selbstregulation. Konzentration bedeutet, dass wir unsere Aufmerksamkeit willentlich auf ein Thema oder eine Tätigkeit fokussieren, um so zu einem Ziel oder zu einer Lösung zu gelangen. Im Yoga kennen wir die Konzentration als Teil des Achtfachen Pfades, wo sie Dhyana genannt wird (s. Kapitel 10).

Selbstregulation üben

Hier geht es darum, erste selbstregulative Fähigkeiten zu entwickeln. Das kann auf verschiedenen Ebenen geschehen. Kinder sollten in der Lage sein, für einen Moment die eigenen Bedürfnisse zurückzustellen, vor allem, wenn in einer Gruppe unterrichtet wird. Dieses Einüben von Bedürfnisaufschub ist auch im Sinne der Impulskontrolle wichtig. Ein bekannter, wie auch umstrittener Test ist der sogenannte Marshmallow-Test, der unter der Leitung des Psychologen Walter Mischel in den 1970er Jahren an der Stanford Universität stattfand. Damals ging es um die Frage, ob Kinder, die in der Lage sind, eine Belohnung aufzuschieben, in ihrem späteren Leben erfolgreicher sind. Dieser Test wird nach wie vor häufig herangezogen und es gibt mittlerweile einige Wiederholungen und weiterführende Studien hierzu (vgl. LMU, 2019). So gibt es verschiedene Faktoren, die die Impulskontrolle beeinflussen, neben dem Erziehungsstil und dem Vorbild der Erwachsenen scheinen auch die soziale Herkunft und eine mögliche Vererbung von Geduld eine Rolle zu spielen. Wie auch immer wir die Ergebnisse deuten mögen, scheint es mir jedoch eine gute

Möglichkeit in unserer Arbeit Kinder, auch mittels Yoga Nidra, hierin zu stärken. Weiterhin ist es von Vorteil, wenn ich über meine Gefühle und Bedürfnisse Bescheid weiß, denn erst dann kann ich selbstregulative Fähigkeiten entwickeln.

Selbstwirksamkeit

Wir alle wollen das Gefühl haben, selbstwirksam zu sein; das hängt ganz eng mit unserem Grundbedürfnis nach Autonomie zusammen. Es gibt für uns Menschen wenig Schlimmeres, als das Gefühl zu haben, ausgeliefert zu sein. Nichts tun zu können. Deshalb ist die Selbstwirksamkeit auch solch ein wichtiger Schritt auf dem Weg der Entwicklung. Wir entwickeln Vertrauen in unsere eigenen Fähig- und Fertigkeiten, was uns in die Lage versetzt, mit Herausforderungen umzugehen und diese zu bewältigen. Das Konzept der Selbstwirksamkeit ist ein zentrales in der Psychologie und geht zurück auf den kanadischen Psychologen Albert Bandura (1925–2021), der es in den 1970er Jahren entwickelt hat.[16]

Partizipation

Partizipation bedeutet Teilhabe, Mitwirken und Einbeziehung. Artikel 12 der UN-Kinderrechtskonvention besagt: „Die Vertragsstaaten sichern dem Kind, das fähig ist, sich eine eigene Meinung zu bilden, das Recht zu, diese Meinung in allen das Kind berührenden Angelegenheiten frei zu äußern, und berücksichtigen die Meinung des Kindes angemessen und entsprechend seinem Alter und seiner Reife" (UNICEF, o. J.).

Wir sind also verpflichtet, Kinder miteinzubeziehen, ihre Meinung zu hören und sie an dem jeweiligen Prozess – gleich ob in der Schule oder im Yogakurs – zu beteiligen.

Noch ein Wort zu Savasana: Wir kennen Yoga Nidra klassisch in der Rückenlage (Savasana/Totenhaltung). Doch das muss nicht sein. Yoga Nidra kann auch im Sitzen geübt werden oder angelehnt an ein Bolster oder Kissen. Savasana ist, vor allem zu Beginn, für Kinder und Jugendliche oftmals eine Herausforderung. Ist es doch eine absolut ungeschützte Haltung. Unsere Körpervorderseite ist vollkommen offen und schutzlos, sodass unser Nervensystem sofort auf der Hut ist (vgl. Kapitel 7).

16 *In seiner Theorie des sozialen Lernens betont Bandura vor allem die Bedeutung von Beobachtung und Nachahmung (s. studyflix (2025). Lernen am Modell. Zugriff unter www.studyflix.de/biologie/lernen-am-modell-2635)*

Die Augen schließen und mich entspannen, kann ich jedoch nur, wenn ich mich sicher fühle. Deshalb hat hier Vorrang, welche Haltung für den Menschen angenehm ist.

Selbstreflexion

Nimm dir einige Minuten Zeit und überlege für dich, wie du Vertrauen zu Menschen herstellst.

Was tust du, um Sicherheit zu vermitteln?

Was ist dir wichtig im Miteinander einer Gruppe?

15

Narrative Techniken

In meiner Arbeit liegt mir besonders am Herzen, Menschen zu stärken und sie daran zu erinnern, was alles in ihnen steckt, denn das ist meist viel mehr als sie denken. Ich arbeite gerne mit Bildern und Geschichten, denn das ist für viele Menschen ein leichter Zugang, vor allem wenn es um das eigene innere Erleben geht. Mittels Geschichten geben wir Wissen weiter, lernen Neues und schaffen Verbindung und das tun wir auf diese Weise schon seit vielen tausend Jahren. Sicherlich ist auch das ein Grund, warum im pädagogischen Kontext sowie auch in Therapie und Beratung Geschichten eine wunderbare Methode sind. Wir erzählen unseren Kindern Gute-Nacht-Geschichten, lesen Märchen vor und viele Menschen tauchen auch als Erwachsene gerne in andere Welten ein. Sei es über Bücher, Filme oder Musik, denn auch Musik kann Geschichten erzählen. Mittels Geschichten üben wir Empathie, Perspektivwechsel, aber auch Selbstregulation. Wir erleben, dass es anderen vielleicht ähnlich geht, und bekommen mögliche Lösungen aufgezeigt. So gibt es sicherlich für jeden Menschen einen Zugang, den wir nutzen können. Geschichten bieten uns die Möglichkeit, die Perspektive zu wechseln und die Erfahrungen anderer auf uns selbst zu beziehen. Außerdem dienen sie dazu, eigene Erlebnisse zu verarbeiten. Kein Wunder also, dass das Schreiben und Gestalten von Achtsamkeits- und Dankbarkeitstagebüchern besonders auch im Coaching gerade sehr beliebt ist. Journaling ist in aller Munde und wenn man es genau nimmt, dienen all diese Dinge der Verarbeitung von Erlebtem und der Ausrichtung auf neues. Auch im Yoga nutzen wir diese Möglichkeit des Geschichtenerzählens gerne. Sei es in Meditation und Entspannung oder auch während der Stunde, um Denkprozesse anzustoßen. Das Wort narrare stammt aus dem lateinischen und bedeutet so viel wie „erzählen". Wir können hier grob zwei Möglichkeiten unterscheiden, in denen wir eine Geschichte in Yoga Nidra einsetzten können. Wir können das Kind oder den Jugendlichen in den Vordergrund der Geschichte stellen, sozusagen als Protagonist, und ihn etwas erleben oder erreichen lassen. Wir können ebenso eine Geschichte kreieren, in der Lernaufgaben oder Beispiele enthalten sind, die das Kind oder der Jugendliche als Anregung mitnehmen kann. Ich möchte dich darin bestärken, eigene Geschichten zu entwickeln, denn ich bin davon überzeugt, dass jeder von uns viel zu erzählen hat. Genauso kannst du auch Geschichten, Bücher etc. als Anregung oder Stundenthema nutzen. Es gibt zu ziemlich allen Themen ganz wunderbare Kinder- und Jugendbücher, die sich in eine Stunde integrieren lassen, oder anhand derer wir mit den Kindern und Jugendlichen eine eigene Geschichte erfinden oder weiterentwickeln können.

Selbstreflexion

Welche Geschichten haben dir in deinem Leben Erkenntnisse geschenkt?

Was ist deine Geschichte?

Schreibe eine Geschichte zu einem Erlebnis oder Thema, das dich gerade bewegt.

16

Immer der Nase nach – der Einsatz von Düften

von Melanie Eberhardt

Immer der Nase nach, das passt so wunderbar zu der Arbeit mit Kindern und ist gerade im Rahmen meiner Tätigkeit als Aromapraktikerin oberstes Gebot.

Und da Kinder so wunderbar intuitiv und impulsiv sind, macht das Zusammenbringen von Duft und Entspannung auch im Kontext Lernen so viel Sinn. Die Anwendung der Öle kann außerdem ein natürlicher Begleiter sein, um nach einem stressigen Alltag leichter zur Ruhe zu kommen.

Ich möchte ein wenig ausholen in unsere Entwicklungsgeschichte. Denn ich lehne mich mal weit aus dem Fenster und behaupte:

Wir verdanken dem Geruchsinn unsere heutige Existenz.

Der Geruch- und Geschmacksinn ist laut Forschern (vgl. Hatt & Dee, 2010) ab der 28. Schwangerschaftswoche komplett ausgebildet. Daher erhalten wir bereits im Mutterleib vorgeburtliche Prägungen durch das, was Mama in der Schwangerschaft so gerne isst.

Wenn die neuen Erdenbürger das Licht der Welt erblicken, sind sie besonders auf Ihre Sinne an-gewiesen. Sie kennen den Klang der Stimmen von Vater und Mutter. Sie riechen den süßlichen Duft der Muttermilch (sie duftet ähnlich wie Vanille) und der Haut der Mutter durch den engen Körperkontakt beim Stillen. Dabei wird ebenfalls der Tastsinn aktiviert.

Sehen können unsere Kleinsten nur schemenhaft. So verlassen sie sich auf das, was sie riechen, hören und fühlen können. Der französische Kinderarzt Luc Marlier zeigte, dass bereits Frühgeborene Riechvorlieben ausdrücken. Beim Duft von ranziger Butter (Buttersäure) zeigten sie eine angeekelte, beim Duft von Vanille eine entspannte Gesichtsmimik (vgl. Herber & Zimmermann, 2018).

Faszinierend.

Und wie haben wohl die Menschen in der Steinzeit gewusst was genießbar oder giftig war? Genau, durch riechen und ausprobieren. Denn damals gab es keine Bücher oder Internet.

Unser Körper ist ein Wunderwerk. Selbst wenn wir nichts bewusst riechen, haben wir ein eingebautes Warnsystem (den Trigeminusnerv), das uns vor Gefahren, wie zum Beispiel Rauch, warnt.

Duft erhält in einer immensen Geschwindigkeit Zugang zu unserem Gehirn. Duftmoleküle sind winzig klein und lipophil (fettliebend) und gelangen so ungehindert in die Schaltzentrale unseres Körpers. Sie passieren problemlos die Blut-Hirn-Schranke und können die Ausschüttung von körpereigenen Botenstoffen (z. B. Glückshormone wie Serotonin, Endorphine) anregen.

Zudem sind Düfte stark mit Emotionen verbunden, weil sie, wie unsere Instinkte, Gefühle und unbewussten Wahrnehmungen im limbischen System verarbeitet werden. Das können wir uns zu Nutzen machen, indem wir Düfte aktiv als Anker mit positiven Gefühlen verknüpfen.

So ist bei mir persönlich der Duft eines Öls, das Sandra in ihrer aktiven Zeit als Yogalehrerin in der Entspannungsphase eingesetzt hat, ganz stark mit Entspannung und Wohlfühlen verbunden. Wenn ich an diesem Duft rieche, huscht ein Lächeln über mein Gesicht und ich fühle mich sofort besser. So reichen oft wenige Minuten aus, um eine Atemmeditation in den Alltag einzubauen.

In der Arbeit mit Kindern wird deutlich, dass sie uns direkt und unverblümt zeigen, was sie mögen und was nicht. Das ist so wundervoll zu beobachten, deshalb setze ich die Naturdüfte besonders gerne ein.

Kleines Aroma-Einmaleins, bevor es losgehen kann

Verwende nur naturreine ätherische Öle (z. B. Primavera, Taoasis, Jofeel, Farfalla ...).

Mann teilt die ätherischen Öle in drei Gruppen auf:

1. Kopfnote: verfliegen relativ schnell, werden schnell wahrgenommen, Zitrus- und Baumdüfte
   Bei Kindern beliebt: Orange, Mandarine rot, Grapefruit, Blutorange, Zitrone
   Diese Düfte wirken anregend, erfrischend und konzentrationsfördernd.
2. Herznote: blumige Düfte, die sich langsam entwickeln (Lavendel, Rose, Ylang-Ylang ...)
   Bei Kindern beliebt: Lavendel und Rose
   Diese Düfte wirken ausgleichend, harmonisierend und inspirierend.
3. Basisnote: langanhaltende, holzige Düfte (Zeder, Benzoe Siam, Vetiver ...)
   Bei Kindern beliebt: Vanille, Benzoe, Zeder
   Diese Düfte wirken erdend, kräftigend und zentrierend.

Außer Lavendelöl und Pfefferminzöl (erst bei Kindern ab sechs Jahren verdünnt verwenden) sollten alle ätherischen Öle verdünnt auf die Haut aufgetragen werden. Dazu werden fette Öle (z. B. Mandel- oder Jojobaöl) oder Hydrolate (z. B. Rose, Orangenblüte) verwendet. So werden Hautreizungen vermieden. Denn ein ätherisches Öl ist ein Vielstoffgemisch mit bis zu 500 verschiedenen Inhaltstoffen. Zum Beispiel können Furocumarine – ein Inhaltsstoff, der sich in vielen Zitrusölen findet – besonders in Verbindung mit Sonneneinstrahlung hautreizend wirken, bzw. kann es zu Hautveränderungen durch erhöhte Melanin-Bildung kommen. Daher ist es wichtig, sich im Vorfeld gut zu informieren.

Das Alter des Kindes bestimmt die Konzentration des Öls

Dosierung:

0,1-0,5 %	Säuglinge frühstens ab 6 Monaten und Kinder bis 1 Jahr
0,5 %	Kinder von 1 bis 3 Jahren
1 %	Kinder von 3 bis 6 Jahren
1-1,5 %	Kinder von 6 bis 10 Jahren
1,5-2 %	Jugendliche von 12 bis 16 Jahren

Oberstes Gebot: Nur wenn das Kind einen Duft mag, kann dieser angewendet werden. Ansonsten werden negative Emotionen mit einem Öl verknüpft. Das soll vermieden werden, denn vielleicht wird der Duft zu einem späteren Zeitpunkt als angenehm wahrgenommen und kann dann Unterstützung geben.

Die Eltern/Erwachsenen sind verantwortlich für eine sachgerechte Anwendung. Bitte bespreche klar mit dem Kind, was es selbstständig anwenden darf!

In der Praxis ist die Mischung eines Roll-ons sehr beliebt. Alternativ kann die Duftmischung auch in einen Riechstift oder zur Raumbeduftung im Diffuser verwendet werden.

Folgende Duftmischungen sind aus meiner Erfahrung entstanden und bei den Kindern beliebt. Meine persönliche Lieblingsmischung für die Kids zum Relaxen ist:

Relaxing-Mind (für Jugendliche)

- 10 ml Jojobaöl
- 3 Tropfen Orange
- 2 Tropfen Lavendel
- 1 Tropfen Zeder

Wenn die Kinder es gern süß und lieblich mögen, kann anstelle von Zeder Benzoe Siam hinzugegeben werden.

Falls die Schule einen Stressfaktor darstellt, kann folgende Mischung tagsüber zum Lernen verwendet werden:

Clevere Duftmaus (ab sechs Jahre)

- 10 ml Jojobaöl
- 1 Tropfen Zitrone
- 2 Tropfen Orange
- 1 Tropfen Grapefruit

Bei unruhigen Kindern kann 1 Tropfen Lavendel in der Mischung sinnvoll sein, in diesem Fall dann 1 Tropfen Orange weniger.

Herstellung:

Ätherische Öle in ein leeres Roll-on-Gefäß tropfen. Mit Jojobaöl auffüllen und gut schütteln. Anschießend verschließen und beschriften. Die Roll-ons sind nach Herstellung ca. drei Monate verwendbar.

Die Mischungen können am Handgelenk über dem Puls, auf dem Handrücken, an den Schläfen oder im Nacken aufgetragen werden. Die Anwendung ist für eine gelegentliche punktuelle Anwendung gedacht und sind eine Anregung zum selbst mischen. Es gibt von Primavera, Taoasis und Farfalle auch spezielle Produkte, die für Kinder geeignet sind.

Ich hoffe, ich konnte einen kleinen Einblick geben. Mein Leben hat sich durch die Anwendung der Öle positiv verändert. Ich wachse ständig über mich hinaus, traue mich Dinge, die ich früher nicht für möglich gehalten hätte. Das gebe ich in meinen Workshops gerne an die Kinder weiter. Damit zeige ich ihnen eine Möglichkeit, wie sie mit der Anwendung ihres Lieblingsduftes selbstwirksam im Alltag kleine Wohlfühlinseln schaffen, mit viel Mut herausfordernde Situationen meistern oder gute Laune und Freude haben können.[17]

Tipp

Du kannst Düfte als Anker nutzen, indem ein Zustand von Entspannung mit einem Duft belegt wird. Dies kannst Du zum Beispiel während Yoga Nidra einsetzen.

Wichtig

Frage ab, ob Allergien vorhanden sind und spreche ggf. die Eltern vorher an.

17 *Wenn du mehr über die ätherischen Öle und ihre vielseitigen Anwendungen erfahren möchtest, habe ich folgende Buchtipps:*

Hausapotheke ätherische Öle von Maria Kettenring (Infos mit zahlreichen Rezepten),

Aromatherapie für Kinder von Sabrina Herber und Eliane Zimmermann,

Basics Ätherische Öle von Sabrina Herber.

Weitere Literatur und Bezugsquellen findest du im Anhang.

Zur Erstellung dieses Textes wurden Ausbildungsunterlagen zur Aromaexpertin und weiteren Ausbildungen bei Primavera genutzt.

17

Yoga Nidra und Glaubenssatz-Arbeit in Coaching und Beratung

von Michael Walkenhorst

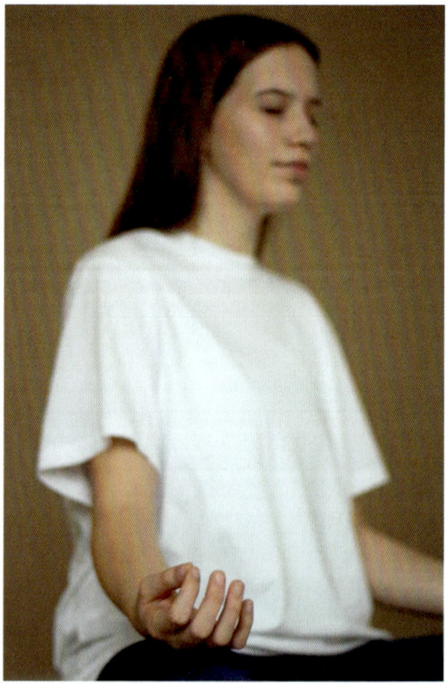

Eine Grundaussage der Verhaltenstherapie ist: Ein Mensch ist nicht sein Verhalten.

Unser Verhalten und Erleben werden bestimmt durch Bewertungen und Glaubenssätze. Heute wird angenommen, dass die prägendsten Glaubenssätze bis zu einem Alter von ca. fünf Lebensjahren internalisiert (verinnerlicht, Anm. d. Autorin) werden. Glaubenssätze und Bewertungen sind wichtig für unseren Alltag und jegliche zwischenmenschliche Beziehungen. Hier gilt es zu unterscheiden, ob diese für das Kind oder den Jugendlichen funktional oder dysfunktional sind. Will heißen, ob das Kind sich so verhalten und fühlen kann, wie es dies möchte.

Aber was sind nun genau Glaubenssätze und Bewertungen?

Glaubenssätze sind eine Antwort auf die Frage: Was bedeutet dies für mich? Ihre Entstehung geschieht durch Erfahrungen, Modelllernen, Identifikation mit den Eltern, Erziehern, Lehrern und anderen Erwachsenen. Es sind aber auch eigene Schlussfolgerungen mit emotionalem Ursprung. Glaubenssatz bedeutet: Ich glaube diesen Satz!

Bewertungen stammen ebenfalls aus der Erziehung. Sie sind Erfahrungen und Übernommenes. Etwas ohne Bewertungen wahrzunehmen heißt, ohne das Vergangene, deren Erlebnisqualitäten, Zuschreibungen im Hier und Jetzt wahrzunehmen. So bewahren sie eigene Verhaltensweisen. Sie sind Zuschreibungen, die man Personen, Situationen und Verhaltensweisen gibt. Bewertungen sind aber auch gewohnheitsmäßige Bewertungsmuster, die Einfluss haben auf das, was für mich Bedeutung hat und was nicht.

Wie erkenne ich Glaubenssätze?

Glaubenssätze sind, wenn man genau hinhört, in unserem Sprachgebrauch allgegenwertig. Man könnte fast sagen, alles, was wir kommunizieren, sind Glaubenssätze und Bewertungen. So hilft es Kindern und Jugendlichen ungemein, mit ihnen ins Gespräch zu kommen, besonders auch zu einem bestimmten Thema, welches gerade wichtig ist. In den Aussagen der Kinder/Jugendlichen finden sich vielleicht Sätze wie „Das schaffe ich nie." oder „Mich nimmt keiner wirklich ernst.", „Ich kann das eh nicht.", „Ich bin ein schlechter Schüler.", „Ich bin hässlich." oder ähnliches.

Glaubenssätze können aber auch funktionale Inhalte widerspiegeln, wie beispielsweise „Ich gebe mein Bestes, das ist genug.", „Jeder verliert mal.", „Auch ein zweiter Platz ist eine tolle Sache." oder „Ich bin liebenswert, weil ich bin, wie ich bin.".

Eine Sonderklasse der Glaubenssätze: die inneren Antreiber

Die inneren Antreiber haben ihren Ursprung in der Transaktionsanalyse und beschreiben fünf Glaubenssätze, die Ausdruck der Leistungsgesellschaft sind. Sie sind bei den meisten Menschen in unserem Kulturkreis vorhanden – sogar schon bei vielen Kindern.

Die inneren Antreiber sind:

- Sei stark!
- Sei perfekt!
- Mach es allen recht!
- Beeil dich!
- Streng dich an!

Man könnte sagen, sie beschreiben ein übertriebenes, unflexibles, permanentes und nicht mehr individuell selbstregulatorisches Ausleben. Von diesem hängt es ab, ob ich ok bin, so wie ich bin, und wie wertvoll ich mich fühle. Sie repräsentieren positive Eigenschaften, die durch das Muss dysfunktional werden. Wenn ich diese Eigenschaften nicht erfülle, kommt meist der sogenannte „Innere Kritiker" zum Vorschein, der ebenfalls aus Glaubenssätzen und Bewertungen besteht und uns klein macht. Er ist absolutistisch, vergleicht sich mit anderen, anstatt uns als individuelle Person zu sehen.

Hier ist es hilfreich, sich den Satzbau genauer anzuschauen. Sätze, die mit „ich muss", „ich soll" oder „ich darf nicht" beginnen, sind meist Antworten oder Bewältigungsstrategien auf Erlebtes. „Das wird eh nix.", „Ohne Fleiß keinen Preis.", „Das kannst du ja sowieso nicht." stammen eher aus der Kategorie übernommener Zitate von anderen, meist von Erwachsenen.

Den alten Glaubenssatz hinterfragen

Doch wie können wir nun mit den Kindern und Jugendlichen an diesen Sätzen arbeiten? Zunächst einmal sollten wir den dysfunktionalen Glaubenssatz würdigen als etwas, das uns in der Vergangenheit auch hilfreich war, jedoch heute nicht mehr und eben nicht immer. Es vereinfacht unsere Arbeit am neuen Satz ungemein, wenn wir mit dem alten Satz Frieden schließen können und nicht gegen ihn arbeiten müssen.

Der nächste Schritt ist das Infragestellen des alten Satzes. Man könnte sagen, er wird auf den Prüfstand gestellt. Dies ist insofern wichtig, da wir den Satz ja glauben und er erst einmal an Glaubwürdigkeit verlieren sollte, bevor Platz für einen neuen ist. Tun wir das nicht, wird es schwer sein, den neuen Satz wirklich zu glauben. Dies kann durch Befragung auf Rationalität des alten Satzes durch Sokratischen Dialog, systemische Fragen, The Work etc. geschehen.

Beispiele hierfür können sein:

- Ist der Gedanke wahr; eine Tatsache?
- Hilft er mir, meine Ziele zu erreichen?
- Hilft er mir, mich so zu fühlen, wie ich will?
- Ist er immer wahr oder gibt es Ausnahmen?
- Glauben das alle anderen auch?
- Muss das immer so sein?
- Würdest du sagen, das trifft auch auf deine Geschwister und Freunde zu?
- Was wäre, wenn der Satz nicht richtig wäre?
- Was würdest du tun, wenn du den Satz nicht glauben würdest?

Hier gilt es auch, das Muss der mußturbatorischen Glaubenssätze zu beachten und zu hinterfragen.

Einen funktionalen Glaubenssatz (Sankalpa oder Powersatz) formulieren

Bei der Erarbeitung und der Suche des neuen, für uns hilfreichen Glaubenssatzes sollten einige Dinge Beachtung finden. Um uns zu ermöglichen, neue erwünschte Gefühls- und Verhaltensreaktionen zu gestatten, sollte der Satz das Erwünschte vorwegnehmen. Er sollte also nicht mit Worten wie „Wenn ich ...", „Ich werde ..." oder „Dann ..." beginnen, sondern mit „Ich bin ..." oder „Ich habe ...". Sonst formulieren wir immer nur eine Zukunft, die wir nie erreichen können.

Des Weiteren sollte der neue Satz ohne „muss" auskommen, da wir sonst wieder eine absolute Aussage formulieren, die keinen Spielraum für Selbstregulation zulässt. Ebenso sollte er positiv und ohne Verneinung auskommen.

Wichtig ist hier auch, dass es die Worte des Kindes/Jugendlichen sein müssen, nicht unsere. Der Klient bestimmt die Wortwahl, die auch Jugendsprache sein kann. Der neue Satz muss für den Klienten die Energie haben, nicht für uns. So ist es für uns auch hilfreich, den Klienten zu befragen, wie und ob der neue Satz für ihn wirksam ist, und das Angebot zu machen, an ihm zu arbeiten. Was könnte noch verändert werden, damit dein Satz noch stärker das ausdrückt, was du dir für dich erwünschst?

Manchmal ist hier Hilfestellung nötig, die jedoch in Angebotsform und non-direktiv zu formulieren ist. Das Kind/Jugendlicher sollte sich jederzeit eingeladen fühlen, den Satz auf eigene „Griffigkeit" in Frage zu stellen und abzuwandeln.

Er sollte zielorientiert und positiv formuliert sein, indem wir auf die Lösung und nicht auf das Problem gerichtet formulieren. Beispielsweise ist es dienlicher, zu sagen „Ich schaffe die Prüfung." als „Ich werde nicht durchfallen.".

Einüben

Der neue, funktionale Glaubenssatz verändert unsere Brille, durch die wir die Welt sehen. Da wir durch unsere vorherige Brille meist schon lange geschaut haben, benötigt es einige Zeit, sich an das neue Brillen-Modell zu gewöhnen.

Wie können wir dies nun konkret umsetzen?

Beispiel 1 aus meiner Praxis:

Mädchen, ca. zehn Jahre alt, im Kontext Vereinssport wird bei dem Kind zu viel Druck empfunden

Es stellt sich heraus, das von keiner Seite Druck ausgeübt wird. Der Druck baut sich intrapsychisch auf. Bei der Suche nach Glaubenssätzen äußert das Kind im Gespräch: „Wenn ich das nicht perfekt kann, finden die anderen mich doof". Im gemeinsamen Gespräch wird nun dieser Satz auf „Richtigkeit" hinterfragt. Beispielsweise mit der Frage „Findest du deine Freundin doof, wenn sie etwas nicht perfekt kann?" oder mit einer provokativen Behauptung wie „Sind alle doof, die etwas nicht perfekt können?" oder „Sind andere doof, wenn sie in der Schule eine Drei statt einer Eins in der Arbeit haben?".

Dieses Infragestellen dient der Verflüssigung und gibt die Möglichkeit, selbst zu erkennen, dass hier etwas nicht stimmt. Ist dies abgeschlossen und wird der alte Glaubenssatz zumindest nicht mehr unreflektiert geglaubt, können wir gemeinsam auf die Suche nach einem für das Kind dienlichen, neuen Glaubenssatz gehen.

Ist dieser neue Satz gefunden, beispielsweise „Ich bin toll, auch wenn ich nicht perfekt bin." oder „Ich bin immer toll, so wie ich bin.", kann es ans Einüben gehen.

Dies kann nun mittels Yoga Nidra geschehen. Wir können den neuen Satz als Powersatz/Sankalpa nutzen. Auch durch kreativen Ausdruck oder Fragestellungen wie

„Warum bist du immer toll?" sowie durch Gespräche und vieles mehr kann dieser zusätzlich gefestigt werden.

Beispiel 2 aus meiner Praxis:

junger Mann, 16 Jahre alt, Kontext Schule

Der Klient hat einen inneren Konflikt. Einerseits ist sein Wunsch, kein Abitur zu machen, sondern eine Schreinerausbildung zu absolvieren. Andererseits hat er jedoch Verlustängste, nämlich seine Schulfreunde, die weiter das Abitur anstreben, hierdurch zu verlieren.

Im Gespräch stellt sich der Glaubenssatz heraus: „Wenn ich gehe, stehe ich alleine da."

Auch hier geht es erst einmal um ein Infragestellen. Dies kann zum Beispiel durch Fragen wie „Hast du auch Freunde, die nicht mit dir Abitur machen?", „Hast du Freunde, die früher einmal in deine Klasse gegangen sind?" oder „Hast du Freunde, die deine Klassengemeinschaft schon verlassen haben und mit dir immer noch Kontakt haben?" geschehen.

Nach dem Verflüssigen geht es auf die Suche nach einem hilfreichen Satz. Für den jungen Mann ist dieser: „Ich kann gechillt machen, was ich möchte, denn ich behalte die, denen ich wichtig bin." Nun kann wie bei Beispiel eins dieser Satz in ein Yoga Nidra eingebaut werden, um so den Satz zu integrieren.

Yoga Nidra stellt besonders in Coaching und Beratung eine sinnvolle Möglichkeit dar, um mit Kindern und Jugendlichen an Glaubenssätzen zu arbeiten und neue, funktionale Glaubenssätze einzuüben und zu festigen. Durch die positiven Begleiterscheinungen, die in diesem Buch bereits erwähnt wurden, ist Yoga Nidra ein Gewinn in der Arbeit, sowohl für den Coach als auch für die Klienten.

Tipp

Das Yoga Nidra aufsprechen und dem Kind oder Jugendlichen mitgeben, um auch zu Hause regelmäßig damit zu üben.

18

Yoga Nidra trifft Psychotherapie und Coaching

von Franziska Meyer

Yoga Nidra, auch als „Schlaf der Yogis" bekannt, hat sich in meiner Praxis für Psychotherapie (HeilprG) als äußerst wertvolles Werkzeug erwiesen, sowohl für Erwachsene als auch für Jugendliche. In meinen Erfahrungen konnte ich beobachten, wie diese Technik nicht nur zur Entspannung beiträgt, sondern auch tief verwurzelte Glaubenssätze ansprechen und transformieren kann.

In der Arbeit mit Erwachsenen habe ich festgestellt, dass Yoga Nidra eine wunderbare Möglichkeit bietet, Stress abzubauen und innere Ruhe zu finden. Gerade Menschen, welche schwer zur Ruhe kommen, profitieren sehr von Yoga Nidra. Viele Klienten berichten, dass die geführte Reise durch ihren eigenen Körper eine große Unterstützung sei und einem Gefühl von Leichtigkeit und Klarheit nach einer Sitzung dient. Diese Entspannung ermöglicht es ihnen, sich mit ihren neuen Gedanken und Emotionen auseinanderzusetzen, was oft zu neuen Einsichten führt.

Bei Jugendlichen zeigt sich eine ähnliche Wirkung, zeitweise noch ausgeprägter. In einer Welt, welche oft von Druck und Erwartungen geprägt ist, finden viele junge Menschen einen Raum, um sich selbst zu begegnen und ihre eigenen Glaubenssätze zu hinterfragen. Es ist beeindruckend und berührend zugleich, wie sie durch diese Praxis lernen können, sich selbst zu akzeptieren und ihre inneren Ressourcen zu aktivieren.

Ein wichtiger Aspekt ist die Verankerung positiver oder auch funktionaler Glaubenssätze. Dies geschieht oft auf einer tiefen, unbewussten Ebene, was die Wirksamkeit dieser Methode verstärkt.

Die Kombination aus Psychotherapie und Yoga Nidra hat sich in meiner täglichen Arbeit als sehr bereichernd erwiesen. Sie fördert die Entspannung, das persönliche Wachstum und die Selbstakzeptanz - eine wunderbare Möglichkeit, um im Alltag mehr Balance und innere Ruhe zu finden.

Tipp

Ein Yoga Nidra von Franziska Meyer findest du im Praxisteil Kapitel 35.

19

Yoga Nidra in der verhaltenstherapeutischen Psychotherapie mit Kindern und Jugendlichen

von Viktoria Gansch

Im Rahmen dieses umfassenden Buches hinsichtlich der Anwendung von Yoga Nidra im Kindes- und Jugendalter, folgen an dieser Stelle Überlegungen dazu, inwieweit Yoga Nidra in der verhaltenstherapeutischen Psychotherapie mit Kindern und Jugendlichen Anwendung finden kann. Da Sie bei der Lektüre dieses Buches bereits viel über Yoga Nidra gelesen haben, habe ich mich dazu entschieden, den Beitrag aus meiner Perspektive als Kinder- und Jugendlichenpsychotherapeutin zu verfassen, um Sie Schritt für Schritt an eine Antwort auf die Diskussionsfrage „Kann eine Integration Yoga Nidras in die Psychotherapie mit Kindern und Jugendlichen sinnvoll sein und gelingen?" heranzuführen.

Beginnend mit dem Weg zur Psychotherapiebeantragung und einer kurzen Vorstellung der kognitiven Verhaltenstherapie, werden Sie über die bereits in der Psychotherapie vorhandenen Konzepte der Achtsamkeit und der Entspannung (inklusive etwaiger Kontraindikationen) gedanklich zu den positiven Aspekten der Integration des Yoga in die Psychotherapie hingeführt.

Aufbauend darauf lesen Sie Ausführungen über sowohl Chancen als auch Schwierigkeiten, die sich bei der Anwendung von Yoga Nidra in der Psychotherapie ergeben können. Abgeschlossen wird der Artikel von Überlegungen bezüglich einer perspektivischen Anwendung Yoga Nidras in der Psychotherapie.

Besonderheiten, die es bei der Zusammenarbeit mit Kindern und Jugendlichen zu bedenken gilt, sind am Ende der jeweiligen Gliederungspunkte auf diese Weise optisch hervorgehoben.

1. Erste Schritte auf dem Weg zur Beantragung einer Psychotherapie

Entscheidet man sich dazu, seinem Nachwuchs psychotherapeutische Unterstützung an die Hand zu geben oder sich selbst in psychotherapeutische Behandlung zu begeben, so steht man gleich vor der nächsten zu treffenden Entscheidung: Welches psychotherapeutische Verfahren wähle ich? Soll es eine analytische, eine tiefenpsychologisch fundierte Psychotherapie oder eine kognitive Verhaltenstherapie sein? Hierbei kann es sehr wertvoll sein, sich vorab ein Bild über die verschiedenen Herangehensweisen zu verschaffen. Welche Therapieform sagt MIR am ehesten zu? Denn eine wirksame Psychotherapie sollte immer individuell an den Patienten oder die Patientin angepasst sein. Erste probatorische Termine können hierüber Klarheit schaffen. Hier wird die Psychotherapeutin oder der Psychotherapeut nach erfolgter symptomspezifischer Diagnostik anhand der aktuellen Leitlinien eine Empfehlung für das weitere Vorgehen aussprechen können – darüber, welches Verfahren bei der vorhandenen Symptomatik voraussichtlich die besten Erfolgschancen haben könnte. Kommt es zur Beantragung einer Psychotherapie bei der Krankenkasse, so wird der oder die Behandelnde einen auf die Symptomatik und die individuellen Therapieziele abgestimmten Therapieplan erarbeiten.

Die Ausführungen in diesem Artikel beziehen sich auf die Sichtweise der kognitiven Verhaltenstherapie. Nach deren Verständnis ist der Einsatz evidenzbasierter Methoden und Therapieprogramme grundlegend. Es sollten jene Methoden angewandt werden, die auf wissenschaftlichen Erkenntnissen gründen resp. diejenigen mit empirisch nachgewiesener Wirksamkeit. Dies heißt nicht, dass kein Raum für spontan aufkommende Belange der Patientin oder des Patienten besteht. Die Orientierung am Therapieplan bleibt bestehen, die Wirkfaktoren nach Grawe (1995) sollten dabei stets im Fokus behalten werden: Therapeutische Beziehung, Ressourcenaktivierung, Motivationale Klärung, Problemaktualisierung und Problembewältigung.

Bei der psychotherapeutischen Behandlung von Kindern und Jugendlichen besteht die Besonderheit, dass Bezugspersonen mit in die Therapie einbezogen werden können. So ist es möglich, in regelmäßigen Abständen auch separate Sitzungen mit Personen aus den Bezugssystemen der Kinder und Jugendlichen durchzuführen. Wenn wir bedenken, dass Kinder am Modell und im engen Rahmen ihrer Kernfamilie lernen, ist der Einbezug der Eltern und/oder engen Bezugspersonen unabdingbar für eine gelingende Psychotherapie. Zudem ist der Einbezug des Bezugssystems eine notwendige Quelle für Diagnostik und Anamnese.

2. Gedanken, Gefühle, Verhalten: das kognitive Dreieck der Verhaltenstherapie

Die Kognitive Verhaltenstherapie geht davon aus, dass all unser Verhalten erlernt wurde und ein Umlernen daher möglich ist. Gedanken und Verhalten, die zur jeweiligen belastenden Symptomatik führen, sollen im Rahmen der Psychotherapie wieder verlernt, funktionale Gedanken- und Verhaltensweisen nach und nach aufgebaut werden. Aus diesem Grundsatz heraus ergibt sich die Überzeugung, dass Gedanken, Gefühle und Verhalten/Körper untrennbar miteinander verbunden sind. Eine Veränderung auf einer der drei Ebenen wird eine Veränderung innerhalb der gesamten Triade nach sich ziehen und somit auch auf den anderen Ebenen Wirkung zeigen.

Ein Beispiel für eine Veränderung auf Gedanken- und/oder Körperebene: Das Erlernen selbstregulativer Fähigkeiten oder der Aufbau einer individuell auf die Patientinnen oder den Patienten abgestimmten Entspannungsroutine können wichtiger Bestandteil einer verhaltenstherapeutisch ausgerichteten Psychotherapie sein. Weshalb dies so ist, wird in den folgenden Kapiteln näher betrachtet.

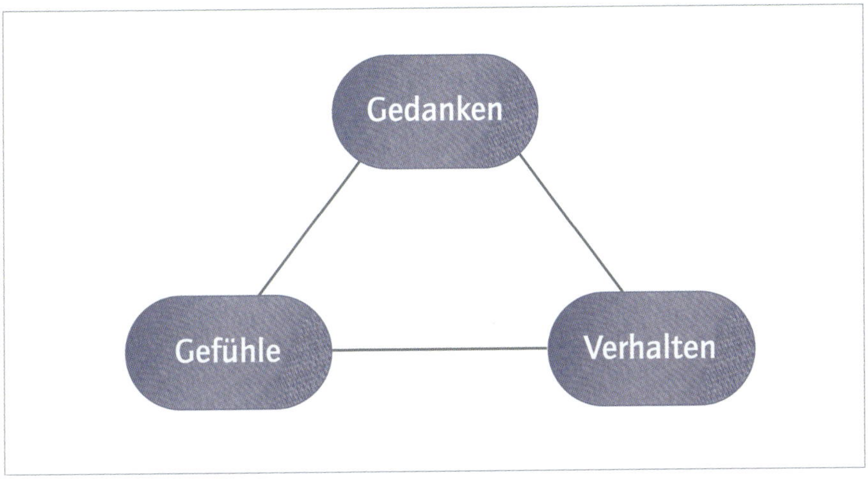

Abb. 1: Das kognitive Dreieck

3. Achtsamkeit als Basis wirksamer Psychotherapie

Um das Thema Achtsamkeit in der Psychotherapie zu betrachten, will anfangs ein Aspekt insbesondere genannt sein: Die psychotherapeutischen Behandler. Seitens des Therapeuten oder der Therapeutin ist eine achtsame Haltung unabdingbar.

„Die achtsame Haltung des Therapeuten fördert die Selbstwahrnehmung des Patienten und stärkt das Selbstwirksamkeitserleben." (Geisler und Mutterhammer, 2016, S. 41)

Für die erfolgreiche psychotherapeutische Arbeit ist es relevant, präsent im Moment zu sein und sich auf die Belange der Patienten einzulassen. Viele Methoden, die die Qualität der therapeutischen Beziehung prägen, basieren auf ebendieser Fähigkeit der Behandelnden – insbesondere die Art der Kommunikation und des Zuhörens. Die unter 1. erwähnten Wirkfaktoren nach Grawe (1995) werden ohne Gewahrsein der therapeutischen Behandler nicht erreichbar sein. Auch die Achtsamkeit sehe ich bei der Abgrenzung von Eigenanteilen als grundlegend an. Besitzt der Psychotherapeut oder die Psychotherapeutin diese Fähigkeit nicht, wird die Wirksamkeit der Psychotherapie geringer ausfallen als anderenfalls. Sich auf das Hier und Jetzt einzulassen, im Moment mit dem Patienten oder der Patientin zu agieren, erfordert eine eigene Achtsamkeitspraxis, was zugleich positiv auf die eigene Psyche wirken wird.

Das komplette Fokussieren auf das Sein im Hier und Jetzt – sei es mithilfe der Atmung als Anker, unserer Sinne, einer Imagination, eines funktionalen Glaubenssatzes, eines Objekts, mit Musik oder in Stille, in Bewegung oder in körperlicher Ruhe – ermöglicht ein kurzzeitiges Ruhen im Trubel des Alltags. Allzu oft befinden wir uns gedanklich in der Vergangenheit oder in der Zukunft. Über unsere Atmung und jeden unserer Sinne können wir jedoch eine recht niederschwellig erreichbare Verbindung zur Gegenwart aufbauen. In diesen Momenten wird es möglich, zu sich selbst zu kommen, um dem Raum zu geben, was uns wirklich momentan umtreibt und emotional bewegt. Wie auch Juchmann (2020) in ihrem Buch „Achtsamkeitsbasierte Psychotherapie bei Depressionen und Ängsten" darstellt, eröffnet die Erweiterung dieses Raumes die Möglichkeit, bewusst auf einen Reiz zu antworten, anstatt impulsiv zu reagieren. Hier sehe ich eine große Ergänzung, die das Buddhistische Konzept der Achtsamkeit für den psychotherapeutischen Prozess darstellt. Denn erst das achtsame Wahrnehmen etwaiger wunder Punkte macht eine Konfrontation mit diesen und ferner eine Veränderung möglich.

Integriert in einen individuell erarbeiteten Therapieplan und in Kombination mit zum Individuum passend gewählten psychotherapeutischen Methoden, öffnet Achtsamkeit dieser Person neue Möglichkeiten. Das Erlernen achtsamer Wahrnehmung, des Gewahrseins, bietet ein Veränderungspotential für die Zukunft, da ich erkenne, was mich aus vergangenen Zeiten schmerzt, einschränkt, zurückhält. Um eine Brücke zu evidenzbasierten psychotherapeutischen Therapieansätzen zu schlagen: Das Konzept der Achtsamkeit ist eine der Grundkomponenten einiger Therapieansätze, wie beispielsweise der Achtsamkeitsbasierten Kognitiven Therapie (MBSR/MBCT), der Dialektisch-Behavioralen Therapie (DBT) oder der Akzeptanz- und Commitment-Therapie (ACT).

Das kleine Büchlein „Achtsamkeit üben – Hilfe bei Stress, Depression, Ängsten und häufigem Grübeln" von Michalak, Meibert und Heidenreich (2018) kann Ihnen bei weiterem Interesse als knackige Einstiegslektüre bezüglich Achtsamkeit in der Psychotherapie dienen.

Kleinkinder besitzen (noch) die Gabe, völlig im Hier und Jetzt zu sein. Ein Versunkensein in ihrem Tun, das Bemerken unscheinbarer Kleinigkeiten am Wegesrand, das sensible Wahrnehmen ihrer Umwelt mit all ihren Sinnen, etc. fällt Kindern oft noch leichter als Erwachsenen. Es ist eine Herausforderung, Kindern die Relevanz dieser Kompetenz zu vermitteln, ihnen den Erhalt jener Gabe zu ermöglichen, Räume für Achtsamkeit zu kreieren und ihnen Worte für die wahrgenommenen Empfindungen an die Hand zu geben, damit sie langfristig in unserem Gesellschaftssystem möglichst gesund und zufrieden heranwachsen und leben können. Dies ist ein wichtiger Grundbaustein der psychischen Gesundheit – eine Basis für das Meistern der fordernden Schulzeit und die weiteren Aufgaben, die das Jugend- und Erwachsenenalter bereithält.

Das Werk „Achtsamkeitsübungen mit Kindern und Jugendlichen in der Psychotherapie" von Geisler und Muttenhammer (2016) bietet einen sowohl theoretischen als auch praktischen Einblick in diese Thematik.

4. Gängige Entspannungsverfahren in der kognitiven Verhaltenstherapie zur Regulation des Nervensystems

Gedanklich anknüpfend an die Implementierung und Expansion achtsamer Momente im Alltag, sollen an dieser Stelle kurz verschiedene Entspannungsverfahren mit Wirkung auf physischer Ebene und deren Relevanz aufgezeigt werden. Hier sei vorweg erwähnt, dass der Blick auf die individuelle Symptomatik und intrinsische Motivation der Patientin oder des Patienten unabdingbar für die Wahl der Methoden ist. In manchen Fällen ist bei der Anwendung von Entspannungsverfahren Vorsicht geboten. Die individuelle psychische und physische Verfassung der Praktizierenden muss im Sinne der Vermeidung auftretender Risiken beachtet werden. Eine der einprägsamsten Darstellungen ebendieser Kontraindikationen findet sich bei Heidenreich und Chmitorz (2022, S. 27; angelehnt an Krampen, 2013):

ABSOLUTE KONTRAINDIKATION	Störungs-übergreifend	• ausgeprägte Angst vor Kontrollverlust • sexuelle Missbrauchserfahung • beginnender Migräneanfall • Tendenz zur vagovasalen Synkope • Ateminsuffizienz, Brandykardie • Hypertonie
	Störungs-spezifisch	• akute Psychosen • schwere Depressionen • akute mechanische Episoden
RELATIVE KONTRAINDIKATION	• Panikstörungen • Hypochondrie • Dissoziale Störungen • Depersonalisationssyndrom • schwere Intelligenzminderung • Zwangsstörungen • akute Belastungsreaktion	

Tab. 2: Absolute und relative Kontraindikationen (Heidenreich und Chmitorz, 2022, S. 27)

Eine anschauliche Darstellung, wie unser Nervensystem funktioniert und wie sich Entspannung auf unseren Körper auswirkt, finden Sie bereits in diesem Buch im Kapitel Reine Nervensache, weshalb ich Sie an dieser Stelle nicht mit Wiederholungen langweilen möchte.

Die gängigsten Entspannungsverfahren, die nachweislich auf körperlicher und psychischer Ebene wirken und oftmals in der kognitiven Verhaltenstherapie Anwendung finden, sind die Progressive Muskelentspannung (PMR) und das Autogene Training (AT). Zudem seien neben diesen noch weitere Verfahren erwähnt, welche zwar nicht grundlegend die Entspannung forcieren, aber dennoch entspannende Wirkung auf Körper und Geist haben können: Imagination, Biofeedback, Meditation, Yoga, Qi-Gong, regulierende Atemtechniken und Hypnose. Laut Derra (2021,

S. 65) ergeben sich immer ähnliche langfristige physiologische Effekte hinsichtlich Stoffwechsel, Stresssystemen, hormonellen Gleichgewichts, System der Neurotransmitter, Immunsystem, Biorhythmen und bei der Messung der Hirnstromaktivität.

Die weiter oben bereits erwähnte Evidenzbasierung liegt nicht für alle Verfahren in gleichem Maße vor und das Angebot verschiedener Entspannungsverfahren ist von Therapieschule, Überzeugung und Expertise der Behandlerin oder des Behandlers abhängig. Ob die angebotenen Entspannungshilfen auch eine Abhilfe und Stressreduktion erreichen, hängt von der Patientin oder dem Patienten ab. Nicht jeder empfindet den Kontrast von Anspannung zu Entspannung, wie er bei der PMR hervorgerufen wird, als angenehm oder kann sich auf eine gedankliche Reise durch den Körper begeben, welche bei Autogenem Training oder einem (meditativen) Body-Scan stattfindet - oder auch bei Yoga Nidra. Schaffen oder halten Sie die Motivation zur Durchführung von Entspannungsverfahren aufrecht. Passend gewählt, führt die regelmäßige Anwendung von Entspannungsverfahren nachweislich zu Stressreduktion und einem verändert wahrgenommenen Anspannungsniveau. (Am Rande sei erwähnt: Bezüglich der Abrechnung von Entspannungsverfahren im Therapieverlauf, haben Psychotherapeutinnen und Psychotherapeuten extra abrechenbare Ziffern hinsichtlich „Übender Verfahren" zur Verfügung.)

Fachwissen um die Entwicklungspsychologie der Kindheit und Jugend erleichtert die Arbeit mit der Zielgruppe, da fundiert auf den jeweiligen affektiven und kognitiven Entwicklungsstand eingegangen werden kann. Ihren eigenen Wissensstand zu den Besonderheiten, die es in der Zusammenarbeit mit Kindern und Jugendlichen zu bedenken gilt, konnten Sie in diesem Buch bereits auffrischen oder gar erweitern.

Bei zu erlernendem Neuem weisen Kinder oftmals eine kürzere Aufmerksamkeitsspanne und einen größeren Bewegungsdrang auf als Erwachsene. Dies bedeutet jedoch nicht, dass die intrinsische Motivation gering sein muss - Kinder entspannen auch im körperlich aktiven Zustand. Das Anleiten von Entspannungsübungen erfordert demnach achtsames Hinsehen, Geduld und Flexibilität derer, die mit Kindern in diesem Feld arbeiten. Vor allem Entspannungsgeschichten mit bildhaftem Charakter finden Anklang bei den Jüngeren. So kann Autogenes Training beispielsweise mittels der „Kapitän Nemo Geschichten" (Petermann, 2023) angeboten werden oder kürzere Versionen der PMR für Kinder (Speck, 2013).

Je älter die Praktizierenden, desto eher kann eine individuell angepasste Annäherung an Entspannungsverfahren für Erwachsene stattfinden. Erfahrungsgemäß finden auch Jugendliche über imaginative Verfahren, PMR und AT einen Zugang zu Entspannung.

5. Yoga in der Psychotherapie: Achtsamkeit, Körperübung, Atemtechnik und Meditation als individuelle Entwicklungspotentiale innerhalb des kognitiven Dreiecks

Yoga kann in all seiner Ganzheitlichkeit eine wertvolle Ergänzung für uns darstellen. Abhängig von den individuellen Päckchen, die jeder mit sich trägt, und den vermeintlichen Stolpersteinen, die jeder vor sich sieht, hält Yoga – und damit meine ich nicht nur die reine Übung von Körperhaltungen während eines Kurses im Fitnessstudio – für alle einen Aspekt zur Selbstmodifikation bereit. Im Allgemeinen ist Yoga in einigen seiner Bereiche der Verhaltenstherapie sehr ähnlich. Um den Rahmen dieses Artikels nicht zu sprengen, möchte ich daher gerne auf Cuno und Richter (2023) verweisen, welche die Yogaphilosophie der Verhaltenstherapie in einem sehr deutlichen Vergleich gegenüberstellen. Es handelt sich um eines der noch wenigen deutschsprachigen Bücher, die einem momentan bei der Literaturrecherche hinsichtlich „Yoga und Psychotherapie" begegnen.

Nicht nur das bereits erwähnte Konzept der Achtsamkeit und die entspannende Wirkung einer Yogapraxis sind Elemente des Yoga, derer sich die Psychotherapie aufgrund ihrer nachgewiesenen Wirksamkeit bereits bedient. Konkret in der Arbeit mit Menschen, die unter Posttraumatischen Belastungsstörungen leiden, spielen *Asana*-Praxis (Körperübungen) und *Pranayama*-Praxis (Atemübungen) eine wichtige

Rolle. Es gibt zahlreiche Forschung und Literatur, hauptsächlich aus dem angloamerikanischen Sprachraum, die sich mit der Verbindung der beiden Themen Trauma und Yoga beschäftigen – im deutschsprachigen Raum kann unter anderem „Traumasensibles Yoga – TSY" von Dunemann, Weiser und Pfahl (2021) genannt werden. Dass unser Körper nicht abgebauten Stress speichert und es zu psychosomatischen Reaktionen kommen kann, ist wissenschaftlich anerkannt. Dieses Wissen um die enge Verbindung von Körper und Psyche (Sie erinnern sich an das bereits unter 2. erwähnte kognitive Dreieck) kann noch weiter ausgebaut und in der Psychotherapie nutzbar gemacht werden.

Unser Augenmerk via Momente der Achtsamkeit auf unseren Körper zu richten und unsere körperlichen Empfindungen wahrzunehmen, kann um die körperliche Praxis und das Erlernen regulativer Atemtechniken erweitert werden. Über die anfangs kleinen Momente der Achtsamkeit, die man bereits als Mini-Meditationen bezeichnen kann, eine längere Meditationspraxis aufzubauen, birgt ferner weitere Chancen zur Stressreduktion, eingehenderen Innenschau und Entfaltung des individuellen Potentials.

Im Wachzustand können mittels Messung der Hirnstromaktivität Beta-Wellen abgebildet werden, wir befinden uns in der Beta-Phase. Die Wissenschaft lässt keine Zweifel offen, dass sich während einer Meditation die messbare Hirnstromaktivität im Vergleich zum Wachzustand verändert. Man befindet sich in der Alpha-Phase (Zustand der Entspannung), wodurch sich langfristig eine positive Auswirkung auf die hirnphysiologische Entwicklung ergibt – die Neuroplastizität unseres Gehirns erhöht sich. Von einer regelmäßigen Meditationspraxis kann man nachgewiesenermaßen ganzheitlich profitieren. Hier kann ich Ihnen für einen groben Überblick zum Thema Meditation das Büchlein „Stressbewältigung durch Meditation – Eine Einführung für Psychologen, Berater und soziale Berufe" von Antje Sonntag (2016) ans Herz legen.

Zusätzlich zu dem kognitiven Entwicklungsstand der Zielgruppe muss bei körperlichen Yogaübungen mit Kindern stets die kindliche Anatomie und ihre individuellen körperlichen Fähigkeiten bedacht werden. Es existieren viele Materialien (Bücher, Kartensets, Würfel etc.), die Anleitenden als Inspiration dienen können und Kindern einen spielerischen Zugang zum Erforschen der körperli-

chen Möglichkeiten und der Atmung bieten. Zum konkreten Thema „Traumasensitives Yoga für Kinder" gibt es ein umfangreiches Buch incl. Kartenset von Härle (2020), dessen Sichtung sich bei eingehenderem Interesse lohnt.

Besonders während der Pubertät kann der Einbezug des Körpers eine wertvolle Bereicherung für die Psychotherapie darstellen. Aspekte wie Fokussierung, Standhaftigkeit, Balance, Kraft, Entspannung und Selbstwirksamkeit über den eigenen Körper erfahren zu können, kann – je nach individuellem Bedürfnis oder Therapieziel – besonders während dieser sensiblen Phase des Umbruchs eine Bereicherung darstellen.

6. Ganzheitliche Wirkweise Yoga Nidras als potenzielle Bereicherung für die Psychotherapie

Yoga Nidra, während dessen unser Körper ruht und unsere auditive Wahrnehmung und unser Bewusstsein aktiv bleiben, um einen Zustand der Tiefenentspannung zu generieren, bietet mehr als andere Formen der Meditation. Bei der Messung der Hirnstromaktivität im EEG ist während Yoga Nidra ein außergewöhnliches Pendeln zwischen Alpha- und Thetazustand (Dämmerschlaf) ersichtlich, weshalb Yoga Nidra als spezielle Form der Meditation und Tiefenentspannung betrachtet werden kann. Während dieser Form der Meditation kann auf allen drei Ebenen des kognitiven Dreiecks (Gedanken, Gefühlen und Verhalten) Wahrnehmung im Inneren stattfinden, die wiederum auf allen drei Ebenen zu einem Entspannen und ferner zu Veränderung führen kann. Dies kann eine wertvolle Ergänzung zu den während der Therapiesitzungen angewandten Methoden darstellen. Im psychotherapeutischen Verlauf ist eine Annäherung mittels Achtsamkeits- und Entspannungsübungen denkbar – stets unter Berücksichtigung etwaiger Kontraindikationen und der individuellen Motivation für den Aufbau einer eigenen Meditations- oder Yoga-Nidra-Praxis.

Im angloamerikanschen Sprachraum erforscht der Psychologe und Yogalehrer Richard Miller seit vielen Jahren die Wirkungsweise von Yoga Nidra. Sein Konzept des

„iRest Yoga Nidra" („iRest" für *integrative restoration* oder *integrative Wiederherstellung)* stellt eine Abwandlung des traditionellen Yoga Nidras dar und findet in der Behandlung von traumatisierten Kriegsveteranen Anwendung (Miller, 2015). Aus der psychotherapeutischen Perspektive könnte Yoga Nidra zudem weitere Bereicherungen darstellen. Laut einer aktuellen Pilotstudie von Datta, Bhutambare, Narawe, Srinath et al. (2023) ergeben sich positive Effekte auf Schlaf (hinsichtlich Dauer, Qualität, Einschlafen und Tiefschlaf) und Informationsverarbeitung des Gehirns (Reaktionsfähigkeit, Arbeitsgedächtnis, Abstraktion, Erkennen von Angst und Ärger, räumliche Lern- und Gedächtnisaufgaben) (vgl. Thieme, 2024).

Leider fehlt es momentan noch an Studien mit großen Probandenstichproben und starken experimentellen Forschungsdesigns. Weitere einschlägige Studienergebnisse wären wünschenswert, um eine klare Aussage hinsichtlich der Wirksamkeit von Yoga Nidra bei psychischen Erkrankungen treffen zu können. Was den Wunsch eingehender Forschung schürt, sind meine persönlichen Erfahrungen mit Yoga Nidra. Nach monatelanger eigener Yoga-Nidra-Praxis durfte ich dessen positive Effekte an mir selbst erleben und gesteigerte Achtsamkeit, Konzentration, kognitive Leistungsfähigkeit, Schlaf, Erholung, Energie und Bewusstheit in meinen Alltag integrieren. Trotz vieler anstehender Aufgaben erlebe ich mich bei regelmäßiger Yoga Nidra Praxis gesammelt, ausgeruht und fokussiert.

All die bereits aufgezeigten positiven Effekte von Yoga Nidra, der so viele wertvolle Aspekte in sich vereint, stellen besonders in der Pubertät eine willkommene und notwendige Unterstützung dar. Die Pubertät als sensible Phase, in der der Selbstwert im Zuge der Identitätsentwicklung einen äußerst relevanten Aspekt darstellt, erfordert besondere Zuwendung zu sich selbst. Dies kann mittels Achtsamkeit, Entspannung, Yoga und möglicherweise im Besonderen mittels Yoga Nidra geschehen.

7. Mögliche Fallstricke bei der Anwendung Yoga Nidras in der Psychotherapie anhand des zehnstufigen Ablaufs

Sie haben in diesem Buch bereits viel über Yoga Nidra und dessen Vorzüge erfahren – speziell in der Kindheit und Jugend. An dieser Stelle möchte ich versuchen anhand des zehnstufigen Aufbaus von Yoga Nidra aufzuzeigen, welcher Hürden wir uns bewusst sein sollten, wenn wir die Nutzung von Yoga Nidra in der Psychotherapie andenken. Bedenken Sie hierbei bitte wieder die Kontraindikationen für die Anwendung von Entspannungsverfahren.

Bereits die vorbereitende *Stufe eins,* in der die praktizierende Person dazu angeleitet wird, sich in *Shavasana,* die Rückenlage, zu begeben, gibt Anlass zu einer sensiblen Herangehensweise. Nicht für jede Person ist die Rückenlage eine entspannte Körperhaltung. Die komplette Exponierung der Körpervorderseite kann beängstigend wirken, Kontrollverlusterleben hervorrufen und schlimmstenfalls retraumatisieren. Vom zusätzlichen Schließen der Augen ganz abgesehen. Sollten Sie sich dazu entscheiden, Yoga Nidra anzuleiten, kreieren Sie einen sicheren Raum für die Praktizierenden und eröffnen Sie die Möglichkeit, in einer anderen Körperhaltung praktizieren zu können oder sich jederzeit durch Öffnen der Augen aus der (Tiefen-) Entspannung zurückholen zu können.

Nach der Vorbereitung soll die praktizierende Person auf *Stufe zwei* in einen entspannten Zustand versetzt werden. Über die Verortung von Entspannungsverfahren in der kognitiven Verhaltenstherapie konnten sie bereits weiter oben unter Gliederungspunkt 4. etwas erfahren.

Auf *Stufe drei* folgt dann die Integration des *Sankalpas*, welches wir in verhaltenstherapeutischer Manier als einen positiven Glaubenssatz bezeichnen könnten. Die Arbeit an dysfunktionalen Glaubenssätzen stellt eine grundlegende Methode der Verhaltenstherapie dar, die wir kognitive Umstrukturierung nennen. Das bedeutet, dass die aufgedeckten Glaubenssätze umgewandelt werden, sodass mittels positiver Glaubenssätze ein Umlernen und somit eine Veränderung hin zur Symptomreduktion stattfinden kann. Daher würde ich die Verwendung eines Glaubenssatzes bei der Durchführung von Yoga Nidra in der Psychotherapie immer individuell mit der betroffenen Person erarbeiten. Affirmationen, wie sie auf Postkarten, Kalenderblättern o. Ä. zu finden sind, klingen zwar ermutigend, würden jedoch der Individualität und dem möglichen Entwicklungspotential der Praktizierenden nicht gerecht werden. Man muss sich den positiven Glaubenssatz selbst glauben können, um ihn anzunehmen und eine Veränderung erzielen zu können. Bezüglich der Arbeit mit Glaubenssätzen finden Sie eine ausführliche Erklärung in diesem Buch.

Glaubenssätze sind zudem untrennbar mit unserem Selbstwert verbunden. Über die Integration stärkender Glaubenssätze werden sowohl Selbstakzeptanz als auch Selbstvertrauen aufgebaut und die Selbstwirksamkeit erhöht (hinsichtlich Selbstwert siehe auch Poteck-Rose und Jacob, 2016). „Von Interesse ist auch, dass Ruhezustände essenziell sind, um sich selbst zu spüren. Ohne diese Ruhe können wir anscheinend nicht zu uns selbst finden", so Annies (2024, S. 38) im Buchkapitel zur Verortung des Selbst, Selbstkonzepts und Selbstwertgefühls in der Neurowissenschaft.

Weiter werden die Praktizierenden auf *Stufe vier* zum Kreisen der Wahrnehmung angeregt, beispielsweise das achtsame Lauschen auf Umgebungsgeräusche (Schulung der Achtsamkeit, des Gewahrseins im Hier und Jetzt, siehe hierzu 3.).

Auf *Stufe fünf* wird die Körperwahrnehmung eingebunden. Duch die schnell angeleitete Wanderung durch den Körper bleibt wenig Raum zum Abschweifen der Gedanken. Unser Gehirn ist sehr aktiv, das gedankliche wechselseitige Ansteuern beider Körperseiten regt die Verknüpfung unserer beiden Gehirnhälften an. Dieses zügige Vorgehen mag anfangs etwas Übung erfordern, bietet aber eine Grundlage für das Erspüren von Empfindungen, womit eine tiefere Verbindung zum eigenen Körper aufgebaut und Körpergewahrsein geschult werden kann. Wie wichtig unser Körper und die Verbindung zu diesem ist, wenn es um psychologische Prozesse geht, sei an dieser Stelle nochmals erwähnt (Kognitives Dreieck, siehe 2.).

Stufe sechs bietet wieder einen Anker, um tiefer in uns selbst versinken zu können und die Meditation zu vertiefen. Diese Tiefe wird durch die enge Einheit von Gedanken und Atmung über das Zählen der Atemzüge erreicht. Hier gelangen wir nun in einen tiefenentspannten Zustand, messbar mittels Messung der Hirnstromaktivität (EEG).

Stufe sieben soll gegensätzliche Empfindungen in uns hervorrufen, um körperliche, geistige und emotionale Flexibilität zu fördern, *Stufe acht* soll durch vorgegebene Visualisierungen Blockaden lösen und Energien wecken (Kündig und Schluep, 2010; 2017). Bei diesen beiden Punkten möchte ich nochmals die Individualität und persönliche Erfahrungen der Praktizierenden ansprechen. Worte und die darüber entstehenden Empfindungen sowie die Kreation innerer Bilder können eine große Macht über uns haben (Güroff, 2022). Auch hier sei wieder die Wirkungskraft des Ansprechens einer Ebene (innerhalb der Triade Gedanken-Gefühle-Verhalten) auf die anderen beiden Ebenen erwähnt. Als anleitende Person kann man nicht wissen, welche Visualisierung welche Empfindung in den Praktizierenden auslöst. Somit wäre ich im psychotherapeutischen Rahmen besonders vorsichtig, würde wohl eher Raum zur eigenen Kreation eines Bildes geben (so beispielsweise auch bei „iRest" nach Miller), um potentielle Retraumatisierung oder verallgemeinernde Suggestionen zu vermeiden.

Auf *Stufe neun* werden wir erneut an unser *Sankalpa*, unseren Glaubenssatz, erinnert und anschließend langsam und sanft auf *Stufe zehn* wieder aus der Tiefenentspannung geholt. Geben Sie den Praktizierenden Zeit, auf ihre eigene Weise langsam in das Außen zurückzukommen.

Auch Yoga Nidra lässt sich für Kinder und Jugendliche anpassen. Hier stimme ich Sandra Walkenhorst und ihrer ganzheitlich dargestellten Ausführung zu den Besonderheiten in der Anwendung von Yoga Nidra mit Kindern und Jugendlichen zu. Als Anleitender sollte man besonders achtsam bei dem Aufbau von Yoga Nidra für Kinder und Jugendliche sein, sich an das „Durchhalten" einer ganzen Sitzung annähern und bedacht mit der Wahl der zehn Stufen des Yoga Nidra umgehen - immer an den Entwicklungsstand der Praktizierenden angepasst. So wird Yoga Nidra womöglich dazu beitragen können, das Selbstbewusstsein und die Resilienz der Jüngsten unserer Gesellschaft zu stärken.

8. Ein Blick in die Zukunft von Yoga Nidra in der Psychotherapie

Im Verlauf dieses Textes lasen Sie bereits von der Erstellung eines „individuell auf die Person angepassten Therapieplans". Dies finde ich unabdingbar, um das Individuum als solches zu sehen und dessen Einzigartigkeit annähernd gerecht zu werden, ferner die bestmögliche Wirksamkeit eines psychotherapeutischen Prozesses zu erreichen. Hierbei spielt die Achtsamkeit des behandelnden Psychotherapeuten eine tragende Rolle. Auch für das Kreieren von Yoga-Nidra-Einheiten sollte dies der Fall sein: Wem biete ich Yoga Nidra an? Ist die Methode passend? Bestehen Kontraindikationen? Wie kann ich den gesprochenen Text individuell auf die Praktizierenden anpassen? Sollte ich gewisse Stufen weglassen?

Allen Leserinnen und Lesern, die dieser Artikel erreicht, möchte ich Mut machen, sich im Sinne der Selbsterfahrung dem Thema Achtsamkeit, Entspannung und Meditation zu widmen – dies gilt insbesondere für meine psychotherapeutisch tätigen Kolleginnen und Kollegen.

Ich lade Sie zum Kennenlernen von Yoga Nidra ein. Gehen Sie strukturiert hypothesengeleitet vor, nehmen Sie sich, wie in den bei 6. erwähnten Studien, zwei Wochen Zeit, um einmal täglich Yoga Nidra zu praktizieren und sich eingehend auf Ihrem persönlichen Weg mit Yoga Nidra zu beobachten.

Welche Erfahrungen können Sie in sich selbst spüren? Erleben auch Sie die von anderen berichteten positiven Effekte in Ihrem Alltag?

Aufgrund der noch in den Kinderschuhen steckenden Forschung hinsichtlich der Wirkung von Yoga Nidra in der Psychotherapie, speziell diagnosespezifisch und altersspezifisch, möchte und kann ich im Rahmen dieses Buches (noch) keine konkrete Möglichkeit der gelingenden Integration von Yoga Nidra in den Psychotherapieverlauf aufzeigen. Eingehendere Forschung – insbesondere in Kindheit und Jugend – wäre erstrebenswert, um die Wirksamkeit im Allgemeinen und die Handhabung in der Psychotherapie im Speziellen greifbarer zu machen. Yoga Nidra birgt ein großes Potential für die tiefgründige Arbeit mit und an sich selbst, was eine eingehendere wissenschaftliche Betrachtung rechtfertigt, wenn nicht sogar notwendig erscheinen lässt.

Tipp

Ein Yoga Nidra von Viktoria Gansch findest du im Praxisteil Kapitel 37.

20

Stabilisierungstechniken, wenn es mal herausfordernd wird

In der Arbeit mit Menschen kann es immer einmal vorkommen, dass unsere Klienten oder Schüler in herausfordernde Zustände geraten. Wenn wir davon ausgehen, dass Yoga, Meditation, Innenschau und ähnliches sehr viel Macht haben, dann macht es durchaus Sinn zu wissen, was man in solchen Momenten als begleitende Person tun kann. Ich würde mir wünschen, dass in Aus- und Weiterbildungen solche einfachen Stabilisierungstechniken zum Inhalt gehören, denn es macht einen Unterschied, ob ich in solch einer Situation weiß, was zu tun ist, und Ruhe bewahren kann.

Welche Momente können das nun sein?

Denken wir zurück an unser Nervensystem, dann wäre das der hyperarousale (also sympathische) oder auch der hypoarousale (dorsaler Vagus) Zustand. Falls ein Kind oder Jugendlicher einmal den Anschein macht, nicht ganz da (also nicht im Hier und Jetzt) oder sehr emotional zu sein, dann helfen Techniken, die zur Stabilisierung beitragen.

Hier sei nochmal erwähnt, dass wir als Yogalehrerende, Coaches oder auch Pädagogen keine Therapeuten sind. Es sei denn du hast eine Heilerlaubnis (§1 HeilprG).

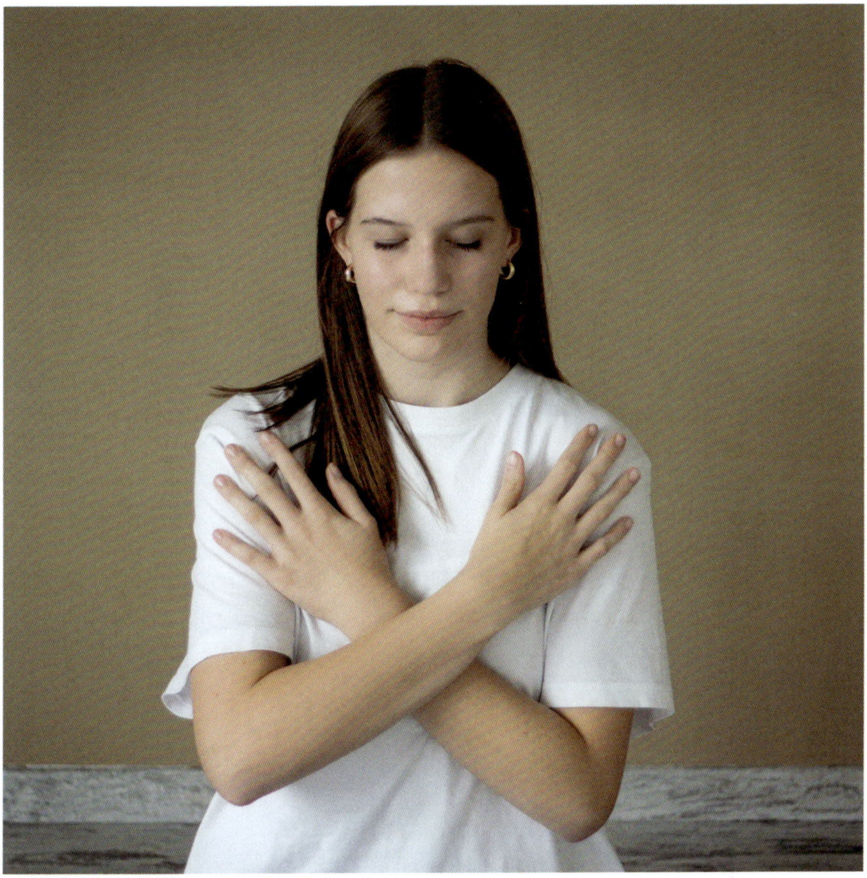

Stabilisieren dürfen wir jedoch auch als Nicht-Therapeuten. Deshalb hier etwas für dein Erste-Hilfe-Köfferchen.

Wir beginnen mit einer sehr einfachen Technik, den sogenannten Hier-und-Jetzt-Fragen. Das sind einfache Fragen, die das Kind oder den Jugendlichen wieder zurück ins Hier und Jetzt bringen können.

Beispiele können sein:

- Was hast du heute gefrühstückt?
- Welchen Weg bist du heute zur Schule gegangen?
- Welche Farbe haben die Socken, die du anhast?
- Schau aus dem Fenster: Wie viele Wolken siehst du? (Autos etc.; was es gerade zu sehen gibt oder nach Farben fragen)

Diese einfachen Fragen bringen das Kind oder den Jugendlichen dazu, sich mit der Gegenwart zu beschäftigen. Ein Merkmal von herausfordernden Momenten ist, dass der Mensch nicht im Hier und Jetzt ist. Faktisch sind wir das natürlich immer, zumindest auf körperlicher Ebene. Geistig sieht das jedoch etwas anders aus. Häufig sind wir in Gedanken mit Vergangenem („Damals war ...") oder mit Zukünftigem („Was wäre, wenn ...") beschäftigt. Um den Geist aus solchen Grübelschleifen herauszuhelfen, sind die Fragen nach dem Hier und Jetzt eine einfache und wirkungsvolle Möglichkeit.

Eine andere einfache Technik ist die 5-4-3-2-1-Methode. Diese geht auf die Psychotherapeutin Yvonne Dolan zurück, die sie ursprünglich für Überlebende von sexueller Gewalt entwickelte. Mittlerweile hat diese Achtsamkeitsmethode Einzug in Beratung, Coaching und Pädagogik gehalten, da sie sehr einfach ist und nicht eingeübt werden muss.

Ich stelle dir hier eine vereinfachte Abwandlung vor, die prima auch mit jüngeren Kindern funktioniert. Die Farben kannst du dabei beliebig wählen. Es geht rein darum, sich auf den gegenwärtigen Moment zu konzentrieren.

> Schau dich um und finde fünf blaue Dinge.
> Nun finde vier rote Dinge.
> Jetzt finde drei grüne Dinge.
> Zwei gelbe Dinge.
> Nun noch eine weiße Sache.

Eine dritte einfache Möglichkeit zur Stabilisierung und Beruhigung des Nervensystems ist der Butterfly Hug. Er geht zurück auf die Trauma-Therapeuten Lucina Artigas und Ignacio Jarero, die diese Methode im Umgang mit Ängsten und Traumata einsetzten. Auch diese Übung hat in Beratung, Coaching und Pädagogik Einzug gehalten. Denn diese Selbstumarmung lindert Stress und ist leicht anzuwenden. Sie ist ebenso für Kinder und Jugendliche sehr gut geeignet. Viele Kinder lieben diese Übung und nutzen sie in ihrem Alltag.

So geht's:

Kreuze deine Handgelenke und lege deine Hände an deinen Brustkorb. Die rechte Hand liegt unterhalb der linken Schulter und umgekehrt. Die Finger zeigen Richtung Hals oder Schlüsselbein. Klopfe nun wechselseitig auf die jeweils gegenüberliegende

Schulter. Finde einen für dich angenehmen Rhythmus. Bleib ganz bei dir. Senke die Arme, wenn es für dich genug ist.

Wichtig

Die Augen zu schließen sollte immer optional sein. Deshalb nur anbieten und andernfalls einfach die Augen geöffnet lassen.

Im Falle, dass die Kinder oder Jugendlichen nach Yoga Nidra noch nicht so richtig wach sind und noch etwas lethargisch wirken, kann Schütteln, kräftiges Ausatmen oder den Körper Abklopfen helfen, um wieder in den Körper zurückzukehren.

Selbstreflexion

Teste die Stabilisierungstechniken auch für dich selbst aus.

Was hilft dir in herausfordernden Situationen?

II Praxisteil

21

Zum Umgang mit diesem Teil

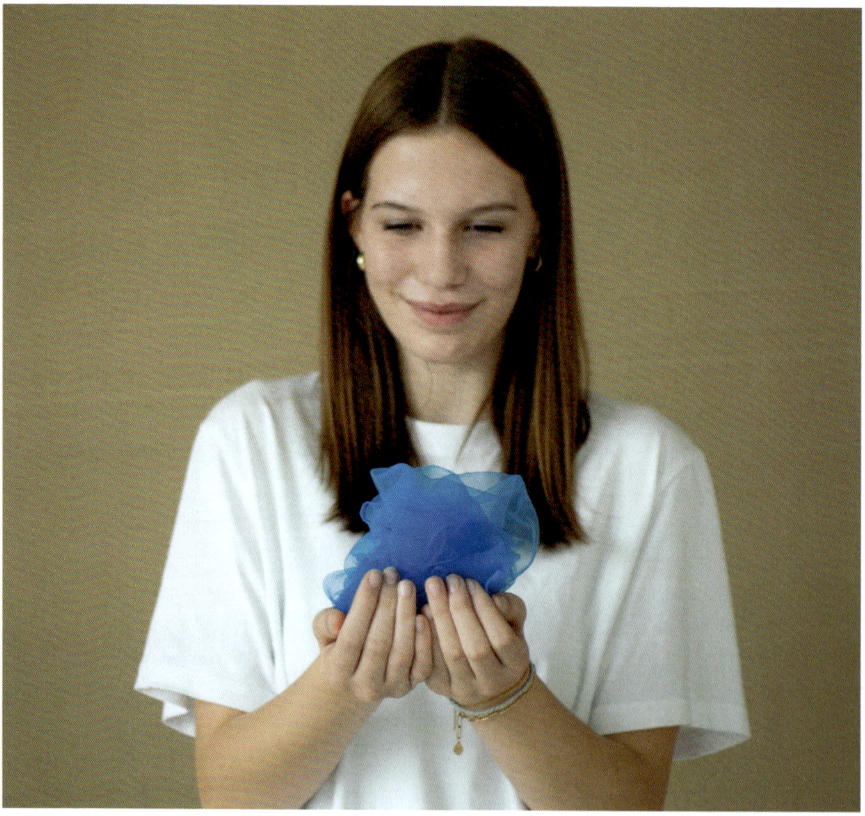

Im vorangegangen Theorieteil habe ich dargelegt, welchen Gewinn Yoga Nidra im Leben und speziell in der Arbeit mit Kindern und Jugendlichen haben kann. In diesem Teil werden wir uns nun mit der praktischen Umsetzung beschäftigen. Du findest hier Ideen zur Einführung, zum Aufbau und natürlich auch Textbeispiele aus unterschiedlichen Settings. Wichtig hierbei ist es, immer die Kinder und Jugendlichen sowie den aktuellen Bedarf im Blick zu haben. Deshalb habe ich darauf verzichtet, bei jeder Übung Altersangaben zu machen, denn es geht - wie schon im Theorieteil beschrieben - immer um den individuellen Entwicklungsstand. Wir können jedoch sagen, dass wir mit älteren Jugendlichen mehr und mehr wie mit Erwachsenen arbeiten können. Ich möchte hier noch anmerken, dass ich auch bei Erwachsenen Yoga Nidra stufenweise einführe, denn auch für uns Erwachsene kann ein komplettes Yoga Nidra anfangs überfordernd sein.

Gemeinsam mit meinen wunderbaren Co-Autoren gebe ich dir Ideen an die Hand, wie du Yoga Nidra in Kinderyogastunden, in Coaching, im therapeutischen Setting sowie in Schule, Workshops und Kursen einbauen kannst. Natürlich lässt sich Yoga Nidra ganz einfach und hervorragend ebenfalls im familiären Kreis, also zu Hause praktizieren. Zudem gibt es auch eine Idee, wie du Yoga Nidra mit Düften verbinden und so die Entspannung verstärken und ankern kannst.

Du musst diesen Teil nicht von vorne nach hinten durchlesen. Fühl dich frei, die Kapitel zu nutzen, die für deine Arbeit sinnvoll sind. Ich habe den Autoren freie Hand in der Gestaltung ihrer Texte gelassen, denn ich weiß von allen um ihre große Expertise und Erfahrung sowie um ihre Hingabe zur Arbeit mit Kindern und Jugendlichen. Dies gilt sowohl für den Inhalt, die Ansprache, als auch die Form. Lass dich von diesen wundervollen Menschen inspirieren. Und nun frei nach dem Motto eines großen Yogis, Pattabhi Jois (1915-2009), der gesagt haben soll, dass Yoga (und das gilt für mich auch für Yoga Nidra) zu 1 Prozent aus Theorie und zu 99 Prozent aus Praxis besteht.

Hier auch noch einmal die Einladung, die eigene Kreativität und Freiheit zu nutzen. Fühl dich von uns ermutigt, selbst Texte zu gestalten und sie individuell an die Kinder und Jugendlichen anzupassen. Gestalte gemeinsam mit den Kindern und Jugendlichen Texte und Stunden oder lasse sie eigene Texte entwickeln. Sei du selbst und so auch ein Vorbild für die Kinder und Jugendlichen.

22

Material und mehr

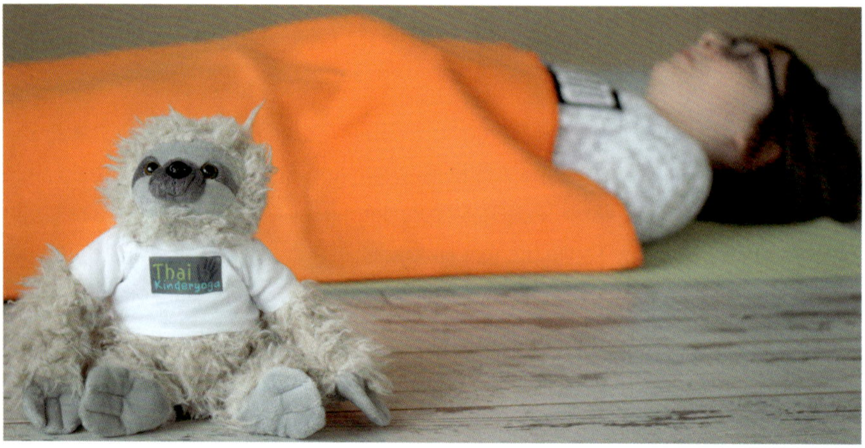

Das schöne ist, dass wir für Yoga Nidra im Grunde sehr wenig Material benötigen. Praktisch ist es, eine Decke oder Kissen und ggf. ein Augensäckchen bereitzuhalten. Darüber hinaus liegt es ganz an der jeweiligen Person, was sie für ihr Wohlbefinden benötigt.

Was die Kinder und Jugendlichen für Yoga Nidra an eigenen Fähigkeiten brauchen, haben wir bereits im Theorieteil erkundet. Lass uns nun schauen, wie du diese Fähigkeiten konkret stärken kannst. Dafür habe ich zu allen Punkten Übungsideen und Anleitungstexte für dich, damit du direkt starten kannst.

Imagination

Die Fähigkeit der Imagination kannst du leicht über kleine Übungen zur Vorstellung von Bildern stärken, zum Beispiel indem sich die Kinder einen schönen Schmetterling vorstellen (der im späteren Yoga Nidra möglicherweise als Hilfe beim Kreisen der Wahrnehmung dient). Anschießend kann dieser gemalt werden, um so die Kreativität anzuregen. Ideen für Bilder beim Kreisen der Wahrnehmung können sein: Feder (s. a. Entspannung mit der Zaubermöve), Schneeflocken, Sonnenstrahl, Zauberstab etc.

Einige Momente zur Ruhe kommen können

Hier können kleine Übungen zu den Sinnen eine einfache Möglichkeit sein, um kurz innezuhalten, zum Beispiel:

Spiele, die das Hören anregen

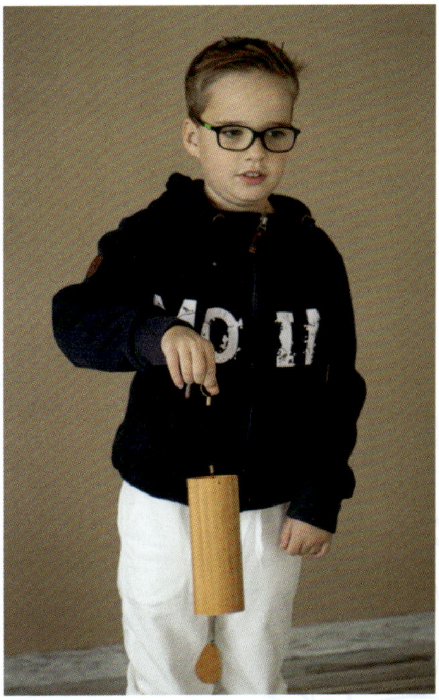

- Die Kinder/Jugendlichen schließen die Augen. Eine Klangschale wird im Raum angeschlagen und die Kinder deuten in die Richtung, aus der der Ton kommt.
- Die Kinder sitzen oder liegen und schließen die Augen. Ein Kind bekommt das Koshi (eine Art Windspiel) und läuft langsam hinter den Kindern entlang. Wenn das Kind mit dem Koshi stehen bleibt, darf das Kind, hinter dem es steht, die Augen öffnen und das Koshi übernehmen.
- Hör doch mal: Eine kleine Musikbox wird versteckt, während ein Kind draußen wartet und danach die Box mittels Hören wiederfinden muss.

Spiele, die das Fühlen anregen

- Fühlkiste: Eine Kiste mit Erbsen, Bohnen, Reis oder ähnlichem füllen. Darin können Tierfiguren, Buchstaben oder andere Formen versteckt werden und müssen dann erfühlt und erraten werden. Viel Spaß macht es den Kindern, Tiere in der Kiste zu erfühlen und danach die passende Yogaübung dazu zu machen. So kann eine ganze Yogastunde kreiert werden.
- Montagsmaler auf dem Rücken: Ein Kind malt oder schreibt einem anderen Kind etwas auf den Rücken, dass dann erfühlen muss, was es war.

Spiele, die das Riechen anregen

- Riechmemory: Kleine Dosen mit Watte füllen und diese mit einem Duft beträufeln. Mögliche Spielvarianten sind es, entweder einzeln den Duft zu erkennen oder ihn paarweise wie beim Memory zuordnen.

Spiele, die das Schmecken anregen

- Achtsames Essen: Frei nach John Kabat-Zinn (2011) wird seine Achtsamkeitsübung mit der Rosine mit Gummibärchen, Obst oder ähnlichem abgewandelt.
- Schokoladenmeditation: Ein Stückchen Schokolade ganz langsam im Mund zergehen lassen und genau erforschen, wie die Textur ist, der Geschmack, die Empfindung auf der Zunge ...
- Obstsorten erkennen: Verschiedene Obstsorten in kleinen Stückchen auf einen Teller legen und mit geschlossenen Augen die Sorte erschmecken.

> ### Wichtig
>
> *Bei Spielen zum Riechen und Schmecken solltest du zuvor nach Allergien fragen, ebenso wie nach Vorlieben und Unverträglichkeiten!*

Eine Idee von Entspannung zu haben

Den Unterschied zwischen An- und Entspannung lässt sich sehr leicht mit Progressiver Muskelrelaxation (PMR) erfahren.[18] Also kurz die Muskulatur anspannen und wahrnehmen und dann loslassen und wahrnehmen. Auch hier helfen oft Bilder, beispielsweise ganz fest wie eine Statue werden oder ganz locker wie Wackelpudding.

Achtsamkeit

Lade die Kinder und Jugendlichen dazu ein, wahrzunehmen, was sie gerade tun. Zuschauen und beobachten. Oftmals tun wir Dinge „automatisch" und sind uns gar nicht genau bewusst, was wir da tun. Lade beispielsweise dazu ein, wahrzunehmen, wo die Bewegung im Körper beginnen mag, wenn die Kinder und Jugendlichen nach einer kurzen Ruhephase wieder in Bewegung kommen. Oder was konkret sie bei einer bestimmten Bewegung wahrnehmen können. Wo beginnt die Bewegung? Welche Muskeln können dabei gefühlt werden?

Eine spannende Erfahrung: Schlage innerhalb deiner Yogastunde, Coachingeinheit, Schulstunde immer wieder ohne Ankündigung die Klangschale an. Das ist das Signal für einen kurzen Achtsamkeitsmoment. Was tue ich gerade? Was nehme ich wahr (körperlich, emotional, im Außen, im Innen)? Ein praktisches Üben kurzer Achtsamkeitsmomente und des Innehaltens.

Den Atem kennen und beobachten

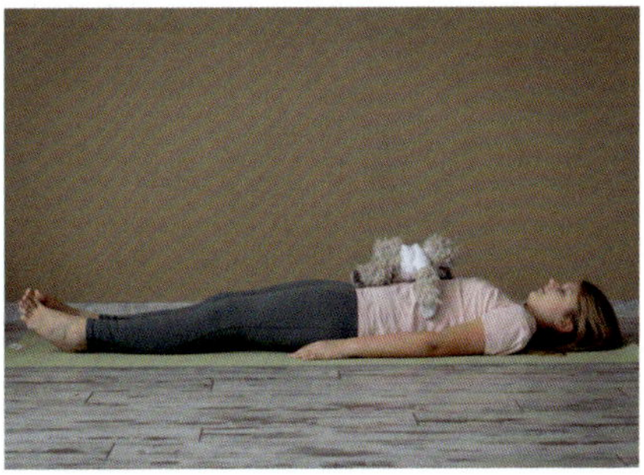

- Den Atem anatomisch erklären. Es ist für Kinder und Jugendliche hilfreich zu verstehen, was beim Atmen passiert, zum Beispiel wieso sich der Bauch bei der Einatmung nach vorne wölbt.
- Einfache Atemübungen, wie Atembeobachtung, tiefe Bauchatmung,

18 *Übungen zu PMR für Kinder findest du im Buch von Reeker-Lange, Aden und Seyffert (2018).*

die einzelnen Atemräume erkunden, Kuscheltieratmung (Eine Form der tiefen Bauchatmung mit Kuscheltier auf dem Bauch. Für Jugendliche kann dies zum Beispiel mit Augensäckchen abgewandelt werden.)

- Pustespiele: Tücher, Watte etc. pusten, evtl. durch einen Parcours oder mit einem Strohhalm

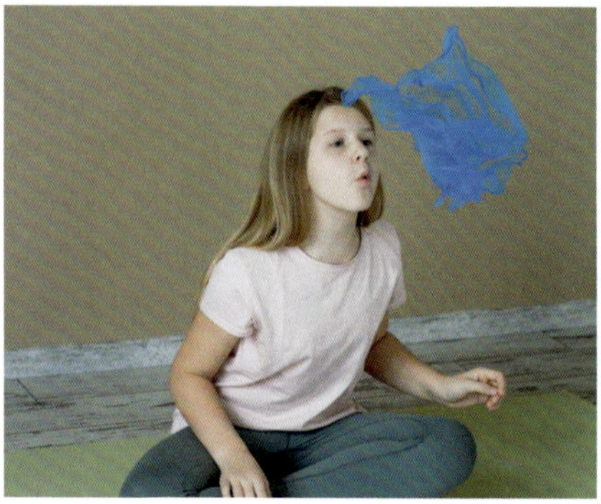

Augen für einen gewissen Zeitraum schließen können

Hierzu eigenen sich Spiele zur Konzentration oder Sinneswahrnehmung. Denk daran, dass deine Stimme nun der sichere Anker ist. Sprich also weiter, es sei denn es ist eine Hör-Übung mit der Klangschale o. Ä. Zu Beginn fällt es vielen Kindern und auch Jugendlichen in der Bauchlage leichter, die Augen zu schließen. Diese Haltung fühlt sich für viele Menschen erst einmal sicherer an.

Vertrauen in die Gruppe und in die Leitung (also dich)

Gib dir und den Kindern und Jugendlichen Zeit, sich aneinander zu gewöhnen und sich als Gemeinschaft zu erleben. Schaffe Raum für Offenheit und Miteinander. Höre zu und sei neugierig auf die Bedarfe der Kinder und Jugendlichen. Hab ein ehrliches Interesse an ihnen. Denk daran, was das Nervensystem benötigt, um sich sicher zu fühlen, und dass du als Co-Regulator dienst. Begib dich auf Augenhöhe (im wahrsten Sinne des Wortes). Sei ein authentischer und klarer Begleiter.

Den Körper kennen und benennen können

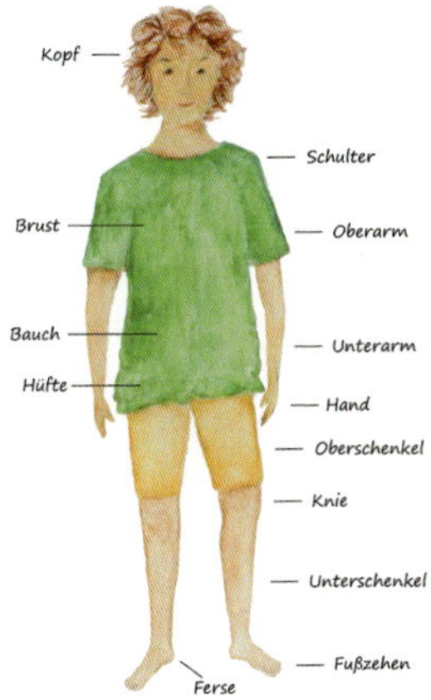

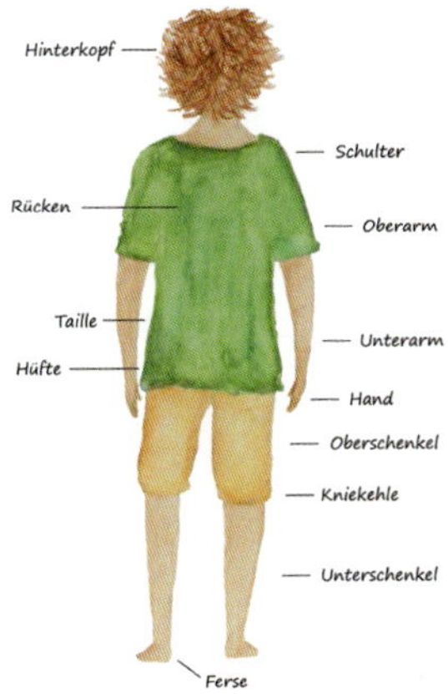

- Eine schöne Übung (die allerdings etwas Zeit und auch Platz benötigt) ist es, den Körper zu umranden und zu beschriften. Dafür legt sich das Kind oder der Jugendliche auf ein großes Blatt (Tapeten eignen sich hierfür gut) und das Partner-Kind umrandet den Körper. Anschließend werden die einzelnen Körperteile beschriftet.
- Anatomiemalbücher oder eigene Zeichnungen zu erstellen ist ein tolles Lernfeld für die Kinder und Jugendlichen und macht zudem noch eine Menge Spaß.
- Die Entspannung mit der Zaubermöve ist eine gute Übung, um den eigenen Körper kennenzulernen, sowohl auf der Ebene des Benennens der Körperteile, als auch auf der wichtigen Ebene, welche Berührung mir angenehm ist.

Entspannung mit der Zaubermöve

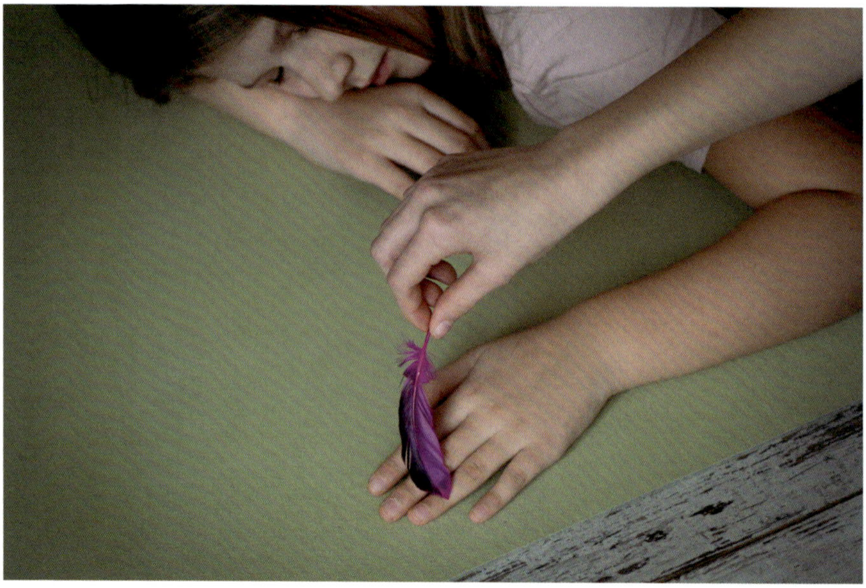

(Partnerübung, die sich auch für Eltern und Kinder eignet. Ein Kind liegt auf der Matte, ein anderes sitzt mit einer Feder daneben. Während der Erzählung wird jeweils das benannte Körperteil mit der Feder gestreichelt. Dies schult die Körperwahrnehmung und hilft zu entspannen.)

Stelle dir vor, du liegst am Meer im warmen Sand.
Du hörst den Wellen zu. Sie spülen an den Strand und gehen wieder hinaus aufs Meer.
Leise setzt sich die Zaubermöve (links) neben dich.
Sie streichelt dich mit ihren Zauberfedern und das schenkt dir Ruhe und Geborgenheit.
Sie beginnt an deiner Schulter, über den Oberarm, den Unterarm hinunter zur Hand.
Dort streicht sie über den Daumen, den Zeigefinger, den Mittelfinger, den Ringfinger, den kleinen Finger, einmal über die ganze Hand.
Dann langsam wieder den Arm nach oben zur Schulter und von dort den Rücken entlang nach unten, an der Hüfte vorbei zum Oberschenkel, über die Kniekehle, die Wade bis zum Fuß.
Einmal über die große Zehe, einmal über die vier kleinen Zehen. Einmal die

Innenseite des Fußes entlang.
Dann wieder nach oben über das Bein, die Hüfte zum Rücken.
Die Zaubermöve springt ganz sachte auf die andere Seite.
Beginnt wieder an der Schulter (Text wie vorher ...)
Abschließend streicht sie noch einmal ganz zart über deinen Nacken, die Stirn und ganz sachte über die Nase.
Dann verabschiedet sich die Zaubermöve ... wohin sie wohl fliegt?

(Die Kinder tauschen)

Tipp

Diese Entspannung habe ich vor gut 15 Jahren für eine Kinderyogastunde zum Thema Mallorca geschrieben. Du kannst auch einen anderen Vogel wählen und auch den Ort anpassen (z. B. auf einer Wiese oder einfach auf der Yogamatte). Die Kinder (und sogar auch viele Jugendliche) lieben diese Entspannung sehr und freuen sich natürlich auch, dass sie anschließend die Zauberfeder mit nach Hause nehmen dürfen. Besonders schön ist diese Übung auch in Familien-Kind-Kursen und -Workshops.

Wichtig

Achte darauf, dass nicht für alle Menschen das Meer ein entspannter Ort ist, zum Beispiel für Kinder und Jugendliche mit Fluchterfahrungen, die häufig über das Wasser führten.

Du kannst diese Übung auch in Yoga Nidra einbauen, indem du beim Kreisen der Wahrnehmung die Kinder einlädst, sich vorzustellen, dass der genannte Körperteil von der Zauberfeder berührt wird.

Konzentration

Eine einfache und sehr beliebte Übung zur Konzentration für Kinder und Jugendliche ist das Kirtan Krya Sa-Ta-Na-Ma. Bei der ersten Silbe werden Daumen und Zeigefinger zueinander gebracht, dann Mittelfinger und Daumen, danach Ringfinger und Daumen und zum Schluss der kleine Finger mit dem Daumen. Ich verwende hierbei gerne Vier-Wort-Sätze, wie *Ich bin ganz mutig* etc. Diese Übung kann auch mit dem Powersatz genutzt werden. Auch kurze Meditationen, wie du sie hier im Praxisteil findest, sind eine gute Möglichkeit, Konzentration zu üben.

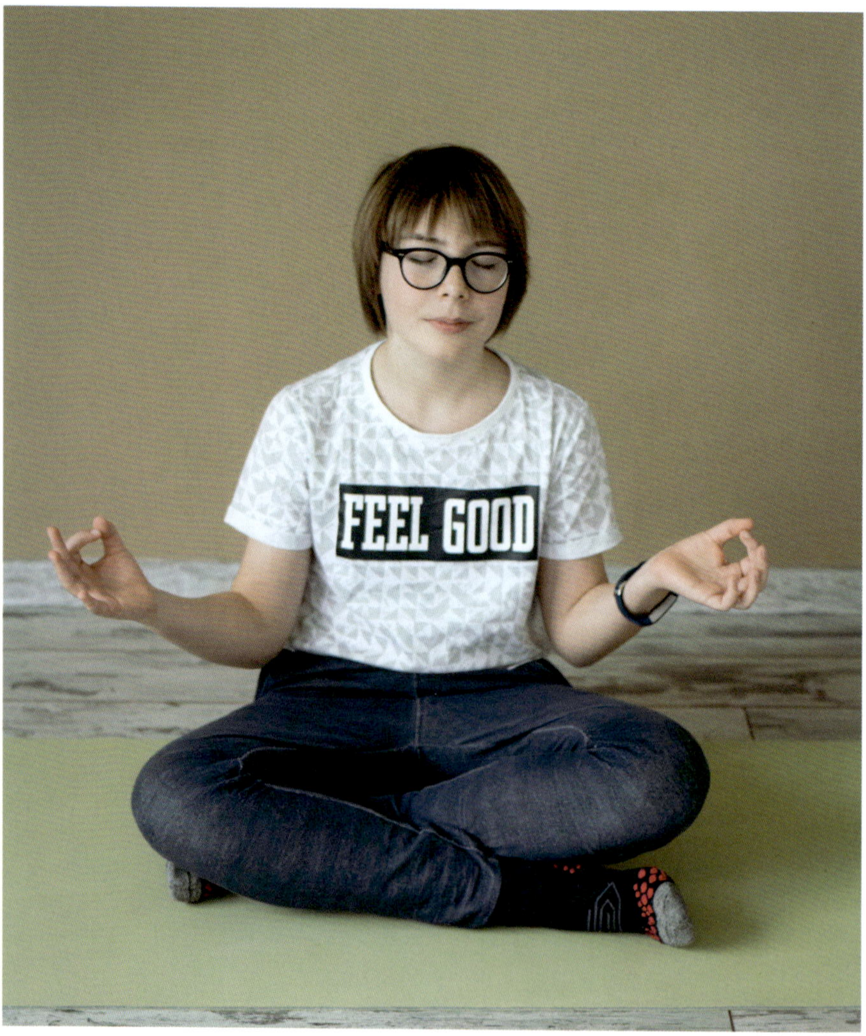

Eine erste Form der Selbstregulation

Erinnere dich an den Satz von Dr. Schwartz zu Beginn von Kapitel 8, dass Mitgefühl die neuronale Grundlage der Co-Regulation ist und wir immer auf der Suche nach einem freundlichen Gesicht sind. Diese einfachen Dinge, nämlich offen, freundlich und mitfühlend zu sein, helfen den Kindern und Jugendlichen auf dem Weg, eigene selbstregulative Fähigkeiten zu entdecken. Es beginnt, wie schon im Praxisteil erwähnt, immer bei dir. Baue Übungen ein, in denen die Kinder auch kurze Wartezeiten haben (z. B. anderen zuhören; in einem Parcours anstehen und warten; jeder darf etwas vorzeigen und die anderen warten, bis sie an der Reihe sind). Warten und Geduld sind Fähigkeiten der Impulskontrolle sowie der Selbstregulation und wichtig für das ganze Leben.

Selbstwirksamkeit und Partizipation

Lass die Kinder und Jugendlichen teilhaben an der Gestaltung und lass sie sich einbringen. Erkenne ihre Fähigkeiten und Talente und nutze diese zusammen mit ihnen. So entsteht nicht nur Gefühle von Selbstwirksamkeit und Partizipation, sondern auch ein empathisches Miteinander. Das Erleben, sich gegenseitig zu stärken und zu unterstützen, und vor allem auch zu wissen, dass jeder o.k. so ist, wie er ist, ist für uns Menschen ein großes Geschenk. Ein schöner Nebeneffekt: Du musst nicht alles allein machen. Die Kinder und Jugendlichen freuen sich, wenn sie sich beteiligen dürfen.

Tipp

Manche dieser Dinge scheinen selbstverständlich, doch oftmals sind sie das nicht. Wir sollten uns immer bewusst sein, dass die Kinder und Jugendlichen am Modell lernen, also an uns. Manchmal setzten wir als Erwachsene (denk an die Brille, mit der du auf die Dinge schaust) etwas voraus, was noch gar nicht vorhanden ist. Wir tun also gut daran, kleinschrittig und sehr bewusst vorzugehen, um die nötigen Kompetenzen zu stärken und auszubauen.

III Meditationen

23

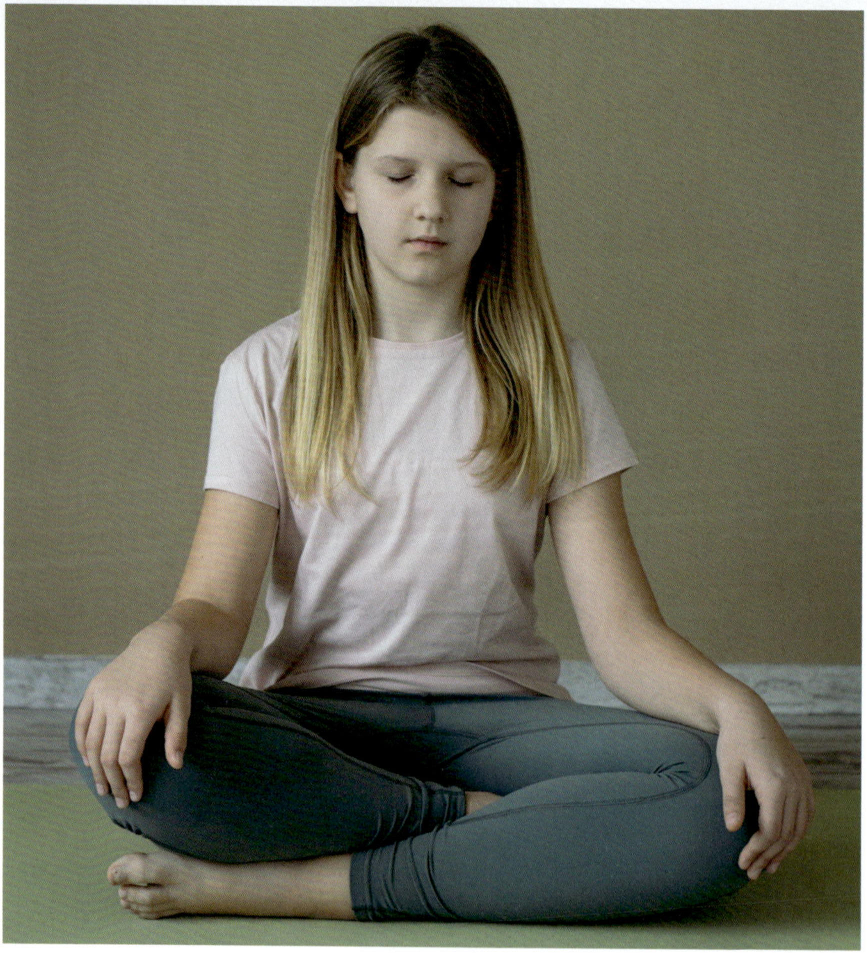

Meditationen sind eine gute Möglichkeit, Lernerfahrungen auf unterschiedlichen Ebenen anzubieten. Vieles, was wir für ein längeres Yoga Nidra an Kompetenzen benötigen, können wir hier bereits einüben und kennenlernen. Auch einzelne Stufen von Yoga Nidra können als Meditation dienen.

Drei-Minuten-Meditation

Die Drei-Minuten-Meditation ist einfach und ein guter Einstieg. Da sie kurz ist, lässt sie sich auch ganz wunderbar in den Alltag integrieren und bedarf keiner langen Vor- oder Nachbereitung. Ich habe diese Meditation bei Anna Trökes kennengelernt und sie hat auch meine Meditationspraxis vor vielen Jahren nachhaltig bereichert.

Nimm eine bequeme Sitzhaltung ein. Das kann auf einem Stuhl, Sessel auf deinem Bett oder deiner Yogamatte sein. Schließe deine Augen; es gibt jetzt nichts zu tun, außer den Dingen, die in der jeweiligen Minute angesagt werden.

Erste Minute: Fühle, wie es dir gerade geht.

Zweite Minute: Zähle deine Atemzüge (Einatmen und Ausatmen = 1, EA & AA = 2 ...).

Dritte Minute: Schenke dir selbst ein Lächeln.

Wenn möglich, schenke dir anschließend noch einen Moment des Nachspürens, bevor du langsam wieder die Augen öffnest.

Tipp

Je nach Alter kannst du die Minute auch auf 30 oder 40 Sekunden kürzen!

24

Maitri- oder Metta-Meditation: Meditation der liebenden Güte

Diese Meditation ist eine praktische Übung. Wir üben, eine wohlwollende und freundliche Haltung einzunehmen, sowohl uns selbst als auch anderen gegenüber. Wir üben den Perspektivwechsel, was eine wichtige Kompetenz im Leben ist. Außerdem schulen wir die Empathiefähigkeit. Deshalb nutze ich diese Meditation, die ursprünglich aus der buddhistischen Lehre kommt, gerne auch in der Arbeit mit Kindern und Jugendlichen. Vor allem auch, weil es erst einmal um eine wohlwollende Haltung sich selbst gegenüber geht. Der Text wird für sich selbst gesprochen und kann nach dem ersten Durchgang um eine Person, die man liebt oder die sehr wichtig im Leben ist, erweitert werden. Als drittes können die Worte für eine Person gesprochen werden, mit der es gerade nicht so einfach ist, wo vielleicht ein Streit vorhanden ist. Ich bleibe anfangs erst einmal dabei, den Text nur für sich selbst zu sprechen, und weite dann nach und nach die Übung aus.

Möge ich in Sicherheit sein.
Möge ich gesund sein.
Möge ich glücklich sein.
Möge ich leicht durchs Leben gehen.

Tipp

Bei den Sätzen für andere Personen kann das „ich" einfach durch den Namen der Person oder, wenn die Person visualisiert und in Gedanken direkt angesprochen wird, durch ein „du" ersetzt werden.

25

Meditation in Stufen

Diese Meditation nutzt die Stufen von Patanjalis Achtfachem Pfad, die wir auch in Yoga Nidra nutzen. Du kannst auch nur eine der Stufen als kurze Konzentrations- oder Achtsamkeitsübung anbieten. So können die Stufen erfahren und eingeübt werden.

Pratyahara

Du sitzt aufrecht in einem dir bequemen Sitz, indem du es einen Moment gut aushalten kannst. Schließe deine Augen, wenn es dir angenehm ist. Stell dir vor, an deinem unteren Rücken liegt eine liebvolle Hand, vielleicht von jemanden, den du sehr gerne magst. Die Hand streicht jetzt langsam und achtsam deinen Rücken entlang nach oben. Dabei richtest du dich auf und lässt den Rücken lang werden. Die Hände liegen locker auf den Knien. Nun beobachte deinen Atem. Spüre wie der Atem durch die Nase in dich einfliest und anschließend wieder aus. Beim Einatmen wölbt sich deine Bauchdecke nach außen, beim Ausatmen fällt sie nach innen ein. Vielleicht ein bisschen so, als hättest du einen Luftballon in deinem Bauch, der mit Luft gefüllt wird und aus dem die Luft wieder herausströmt. Beim Einatmen nimmst du neue Energie in dich auf, beim Ausatmen gibst du alles verbrauchte ab. Beobachte nun ganz ruhig für dich deinen Atemfluss … (Einige Atemzüge der Kinder/Jugendlichen ab-

warten) … dann beende die Beobachtung und atme nochmal tief ein und aus. Lass die Augen geschlossen, wenn du magst.

Dharana

Ich werde nun herumgehen und dir einen Gegenstand in deine Hand legen. Diesen Gegenstand kannst du nun ganz in Ruhe befühlen, du kannst auch beide Hände dazu benutzen. Versuche, wenn es geht, die Augen geschlossen zu lassen. Fühle, wie sich der Gegenstand anfühlt … ist er hart oder weich … welche Oberfläche hat er … welche Form hat er … fühlt er sich kühl an oder eher warm … (Kinder/Jugendliche kurz fühlen lassen)
Dann lege, weiterhin mit geschlossenen Augen, den Gegenstand vor oder neben dir ab. Nun konzentriere dich ganz darauf, ein inneres Bild des Gegenstandes vor deinem inneren Auge entstehen zu lassen. Wenn du möchtest, kannst du ihm auch eine Farbe geben. Stell dir den Gegenstand ganz genau vor und konzentriere dich darauf.

Dhyana

Nun verabschiede dich von dem Gegenstand und stell dir ein Licht vor. Das innere Licht, dass deinen ganzen Körper erhellt. Wenn Gedanken zu dir kommen, stelle dir vor, dass du sie einfach wegwischst, wie mit einem Scheibenwischer. Dein Atem fließt gleichmäßig ein und aus. Du bist ganz bei dir, ganz mit dir selbst.
Komm nun wieder mit deiner Aufmerksamkeit zurück und nimm noch einmal drei tiefe Atemzüge. Atme dann tief ein und bringe die Hände in der Geste von Namaste vor die Brust. NAMASTE: Das Tolle in mir grüßt das Tolle in dir. Wir gehören alle zusammen.

26

Krafttier-Meditation

In dieser Meditation kann ein Krafttier gefunden werden, das wir später auch in einem Yoga Nidra nutzen können. Es kann ein Lieblingstier oder auch ein Haustier sein, das Sicherheit und Stärke vermittelt. Für Kinder ist es oftmals hilfreich, ein (Kuschel-)Tier dabei zu haben. Vor allem jüngere Kinder benötigen dies häufig als Übergangsobjekt oder als Hilfs-Ich, um sich langsam von den Bindungspartnern hin in die Selbständigkeit zu lösen. Dieser Übergang dient auch zur Erlangung von Selbstrepräsentanzen und Selbstregulation.

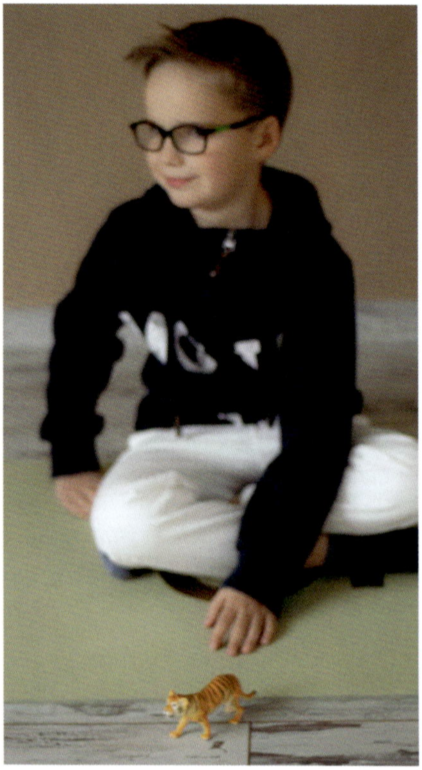

Setze oder lege dich nun ganz bequem hin. Es gibt nun nichts mehr zu tun. Du kannst es dir ganz bequem machen und wenn es sich ok für dich anfühlt, dann schließe nun deine Augen. Ich möchte dich einladen, dich an einen Ort zu träumen, an dem du dich ganz sicher und wohl fühlst. Vielleicht ist es ein Ort, den du bereits kennst. Vielleicht ist es aber auch ein Ort, den du jetzt entstehen lässt, ganz genau so, wie er dir gefällt. Schau dich ein bisschen um an deinem Ort.
Wie sieht es hier aus?
Was gibt es alles zu entdecken?
Welche Farben kannst du sehen?
Gibt es Geräusche?
Vielleicht auch einen Geruch, den du magst?
Wenn du hier ein bisschen angekommen bist und die Gegend erkundet hast, wollen wir nun einmal schauen, ob du hier auch dein Krafttier finden kannst. Vielleicht ist es schon da und plötzlich erscheint ein Tier neben dir. Falls kein Tier da ist, kannst du es rufen.
Schau mal, welches Tier da kommen mag.
Ist es ein Tier, das du kennst, oder ein Zaubertier?
Vielleicht sieht es ganz besonders aus und hat auch ganz besondere Eigenschaften?
Falls heute keines erscheint, ist das auch überhaupt nicht schlimm, vielleicht magst du dann einfach noch ein bisschen den schönen Ort genießen.
Wenn ein Tier bei dir ist, dann schau mal, was das Tier für dich bedeutet. Welche Fähigkeiten hat dein Tier?
Magst du ihm einen Namen geben?
Das Tolle ist, das du dein Krafttier immer bei dir hast. Es begleitet dich überall hin.
Wenn du Situationen hast, die vielleicht ein bisschen beschwerlich sind, dich unsicher machen oder auch anstrengen, dann ist dein Krafttier bei dir. Es kann dich begleiten und dir richtig viel Kraft geben. Nun möchtest du vielleicht noch einen Moment Zeit mit deinem Krafttier verbringen. Vielleicht mögt ihr zusammen spielen oder auch einfach nur nebeneinander sitzen.
Dann ist es langsam wieder Zeit, um von deinem Ort zurückzukehren. Dein Krafttier ist immer für dich da und bleibt an deiner Seite, auch wenn du jetzt wieder zurückkommst und wacher wirst.
Vielleicht musst du dich mal strecken oder gähnen. Vielleicht mal kurz durch-

schütteln, sodass du wieder ganz wach und aufmerksam hier in diesem Raum bist. Denk daran, du hast ganz viel Kraft und wenn du noch ein bisschen mehr benötigst, dann ruf dein Krafttier.

Tipp

Nach der Meditation kannst du die Kinder/Jugendlichen einladen, ihr Krafttier zu malen oder zu basteln. Vielleicht auch, etwas darüber zu schreiben. Vielleicht haben die Kinder auch schon solch ein Tier, dass sie erinnert und als Anker dienen kann.

Deine Notizen

27

Powersatz-Meditation

In dieser Meditation nutzen wir das Bild, dass der Powersatz ein Same ist, der eingepflanzt wird und dann wachsen darf. Diese bildhafte Vorstellung dient der Festigung und erleichtert das spätere Arbeiten mit einem Sankalpa in Yoga Nidra.

Setze oder lege dich in eine bequeme Position, in der du es einen Moment gut aushalten kannst. Spann einmal kurz deine Füße und Beine an und lass wieder los. Dann spann einmal deine Arme und Hände an und lass auch das wieder los.

Mach ein Gesicht, als ob du in eine saure Zitrone gebissen hättest, und dann lass auch dein Gesicht wieder ganz entspannt werden.

Jetzt darf dein Körper ganz entspannt sein und hat nichts mehr zu tun.

Hast du schon einmal etwas eingepflanzt? Vielleicht einen Samen in einem Topf, aus dem eine schöne Blume geworden ist? Oder einen Samen im Garten, aus dem vielleicht leckeres Gemüse oder ein toller Baum geworden ist?

So ähnlich machen wir das jetzt mit deinem Powersatz.

Sag dir in Gedanken deinen Powersatz. ... Jetzt packen wir den Satz in ein kleines Samenkorn. Stell dir mal vor, wie dieses Samenkorn aussieht ... welche Farbe es hat ... welche Form ... wie groß oder klein es ist. ... Und nun gehen wir gemeinsam in einen schönen Garten.

Dieser Garten ist in dir drin und hier kannst du lauter tolle Sachen anpflanzen.

Schau dich mal um, denn ganz bestimmt gibt es hier schon tolle Bäume, Blumen und Sträucher zu entdecken.
Sie alle stehen für die Dinge, die du bereits kannst.
Nun such dir eine schöne Stelle in deinem Garten aus, wo noch Platz ist. Dort gräbst du jetzt ein kleines Loch. Entweder mit den Händen oder, wenn dir das lieber ist, mit der kleinen Schaufel in deiner Hosentasche. Dann leg deinen Power-Samen in das kleine Erdloch und decke ihn mit Erde zu. Schau mal, neben dir steht eine kleine Gießkanne. Jetzt kannst du noch ein bisschen Wasser über die Erde geben, damit dein Power-Samen jetzt wachsen kann.
Die Sonne scheint und es gibt Erde und Wasser. Es ist alles da, was dein Power-Samen braucht, um ein wunderschöner, großer und starker Baum zu werden.
Nun gehe wieder zurück durch deinen Garten, denn du weißt, dass der Samen an einem guten Ort liegt, wo er wachsen kann. Wenn du möchtest, kannst du immer mal wieder in deinen Garten zurückkommen und nach ihm sehen.
Und nun komm wieder ganz zurück, hier in diesen Raum, auf deine Matte und strecke dich mal richtig doll. Vielleicht musst du auch mal gähnen. Wenn du wieder ganz wach bist, setzt dich auf.

IV Yoga Nidra – Stundenbeispiele und Texte

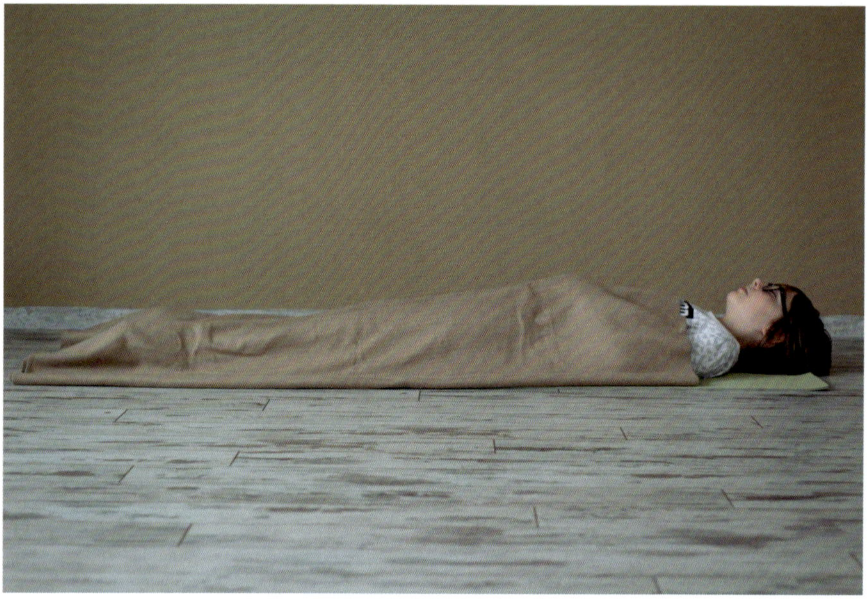

Hier findest du Textbeispiele und auch ganze (Yoga-)Stunden. Nutze sie als Inspiration und Einladung, auch eigene Texte und Stunden zu entwickeln.

Schöne Themen für Yoga Nidra sind zum Beispiel Mut, Stärke, Konzentration, Gefühle oder Ruhe. Ebenfalls immer wieder beliebt bei Kindern (und durchaus auch bei Jugendlichen) ist das Thema der Superhelden. Deshalb findest du, wenig verwunderlich, auch hierzu Textideen.

Als Visualisierung eignen sich vor allem Naturbilder, Tiere, aber auch Themen aus der Lebenswelt der Kinder, zum Beispiel Geschichten, die sie aus Filmen oder Büchern kennen.

Als gegensätzliche Empfindungen eignen sich Bilder wie:

- Leicht wie eine Feder vs. schwer wie ein Stein
- Klein wie eine Maus vs. groß wie ein Elefant
- Bunt wie ein Regenbogen vs. weiß wie Schnee
- Warm wie die Sonne vs. kalt wie Eis
- Glatt wie eine Murmel vs. rau wie Baumrinde
- Zart wie ein Schmetterling vs. kraftvoll wie ein Adler

Zu den jeweiligen Gegensätzen lassen sich auch gut Bilder, Naturmaterialien zum Fühlen oder Yogaübungen für die sinnliche Wahrnehmung einbauen. Diese kleine Auswahl mag dich inspirieren, kreativ und freudvoll Neues und Eigenes zu entwickeln. Im Übrigen sind die Kinder und Jugendlichen selbst oftmals die besten Ideenlieferanten!

28

Yoga Nidra meets Gefühlsmonster

Falls du meine Arbeit schon ein wenig kennst, dann weißt du wahrscheinlich, dass es etwas gibt, was für mich in der Begleitung von Kindern und Jugendlichen die Grundlage von allem ist. Es sind die Gefühle und Bedürfnisse, wie ich bereits im Theorieteil geschrieben habe.

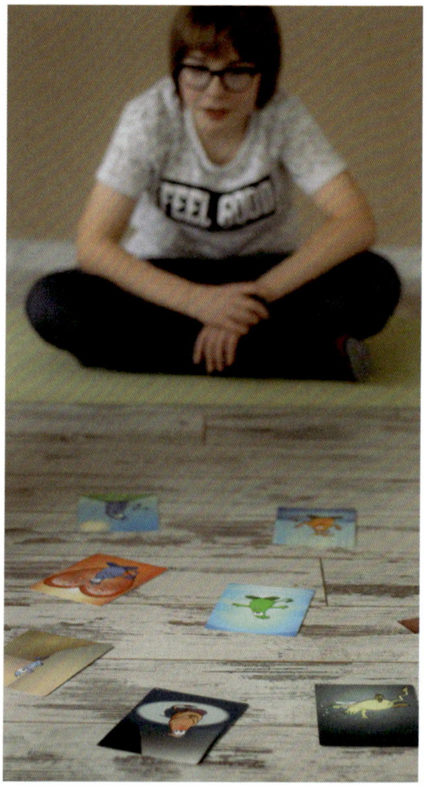

Da ich mich quasi schockverliebt habe, als ich vor gut zehn Jahren mit den Gefühlsmonster®-Karten in Kontakt gekommen bin, sind sie ein wichtiges Element in meiner Arbeit. Egal mit welcher Altersgruppe ich arbeite und auch unabhängig vom Setting. Die Karten sind immer dabei und nicht selten sind sie ein Tür-Öffner, da sie leicht und auch ein bisschen witzig sind.

Deshalb an dieser Stelle ein großes Dankeschön an Lilli Höch-Corona, die die Gefühlsmonster erdacht hat (ich nenne sie immer liebevoll die Mama der Gefühlsmonster) und an ihren Sohn Christian Corona, dem wir die wundervollen Zeichnungen zu verdanken haben. Übrigens feiern die Monsterchen dieses Jahr ihr Zwanzigjähriges!

Es ist mir eine große Freude, Teil des Gefühlsmonster-Teams zu sein. Ich habe immer wieder neue Ideen, wie ich die Karten einsetzen und mit unterschiedlichen Tools verbinden kann. So ist es wohl kaum eine Überraschung, dass sie auch in Verbindung mit Yoga Nidra treten.

Vorweg ein paar wichtige Grundlagen zur Arbeit mit den Karten. Unsere Haltung sollte sein, dass alle Gefühle gut und richtig sind und gesehen und auch gefühlt sein wollen. Deshalb gibt es auch nicht die eine Karte für ein bestimmtes Gefühl, sondern es ist sehr individuell. So ist unsere Leitfrage in der Arbeit mit den Karten: „Was bedeutet diese Karte für dich?" Wir nehmen unsere eigenen Ideen und Vorstellungen völlig raus und lassen uns ganz auf unser Gegenüber ein. Wertfrei und ohne etwas überzustülpen. So können wir immer wieder nachfragen, ob es so oder so gemeint ist, um uns anzunähern und besser zu verstehen. Ich vermeide - besonders zu Beginn - auch die Frage, wie die Kinder und Jugendlichen sich fühlen, denn das ist oft schon zu viel und auch zu schwer. Ich frage eher in der Art, mit welcher Karte sie sich heute verbinden können oder welche Karte heute gut passt. Das macht es etwas leichter und lädt dazu ein, sich dem Thema langsam zu nähern.

So beginne ich auch meine Stunden meist mit einem kurzen Check-in. Ein kurzes Einfühlen, was wir gerade so wahrnehmen. Das kann auf körperlicher oder auch geistiger Ebene geschehen. Wenn wir uns schon besser kennen, frage ich auch nach der emotionalen Ebene. Dann schauen wir, welche Karte heute passen könnte. Vielleicht sind es auch zwei, vielleicht sogar drei. Denn wir erleben nicht immer nur ein Gefühl, manchmal ist da mehr am Start.

Wie verbinden wir nun die Gefühlsmonster mit Yoga Nidra?

Eine Beispielstunde, die du sowohl mit Kindern als auch mit Jugendlichen machen kannst. Für Jugendliche musst du die Sprache ein wenig anpassen. Hier findest du die Stunde für Kinder:

Wir beginnen mit einem Check-in im Kreis. Der Kreis dient dem Ankommen und dem gemeinsamen Einchecken, so weißt du, was die Kinder mitbringen und was heute vielleicht noch wichtig ist.

Die Gefühlsmonster®-Karten liegen in der Mitte. Die Kinder werden eingeladen, die Karten ein wenig zu betrachten, und wenn es eine Karte gibt, die sie heute besonders anspricht, sich diese zu merken. Anschließend darf jedes Kind seine Karte teilen und etwas dazu sagen. Das Erzählen erfolgt immer auf Basis der Freiwilligkeit; möchte ein Kind nichts erzählen, ist das natürlich vollkommen ok und wird auch akzeptiert.

Anschließend folgt eine kurze Einführung zu dem Thema der Stunde. In unserem Beispiel sind das die vier Gefühle Wut, Traurigkeit, Sorgen/Angst und Freude. Die Kinder dürfen Situationen finden, in denen eines der Gefühle besonders deutlich ist. Das muss nicht unbedingt aus der eigenen Erfahrung sein, vielleicht ist es eine miterlebte Situation oder auch eine Szene aus einem Buch oder Film.

Im zweiten Schritt werden die vier Gefühle „verkörpert". Wir stellen uns eine Situation vor, in der wir richtig wütend waren oder wären und nehmen eine entsprechende Körperhaltung ein. Auch hier ist es wichtig, dass dies nicht auf eine bestimmte Weise geschehen muss. Wichtig ist, wie es sich für den jeweiligen Menschen anfühlt und wie er das Gefühl darstellen möchte.

Danach folgt die Frage: Was könnte denn jetzt hilfreich sein, wenn man sich so wütend fühlt? Vielleicht hilft die Yogaübung zum Wut-Loslassen?[19] Wir sammeln hilfreiche Ideen. Das stärkt die Fähigkeit der Selbstregulation, fördert die Selbstwirksamkeit und ist partizipativ.

Nun werden vier Karten ausgewählt, die für das jeweilige Kind mit dem Gefühl verbunden sind. Eine Karte für Traurigkeit (z. B. Nummer 4), eine Karte für Wut (z. B. Nummer 16), eine Karte für Sorgen/Angst (z. B. Nummer 14) und eine für die Freude (z. B. Nummer 15). Diese Karten symbolisieren nun den jeweiligen Gefühlszustand und können als Anker fungieren.

Zusätzlich kann noch eine fünfte Karte ausgewählt werden, die symbolisch für den jeweiligen Powersatz steht. Hier kann jedes Kind einen individuellen Satz mit dir

19 *Die Ha-Übung, oder auch Holzhacker genannt, ist eine tolle Übung, um Wut loszulassen und die Energie in andere Bahnen zu lenken. Diese findest du in meinem Buch „Yoga für Jugendliche" vom Meyer und Meyer Fachverlag.*

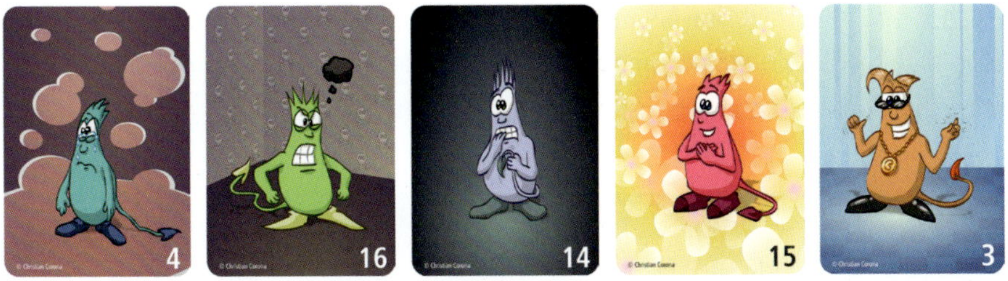

finden (das hast du dann bereits vorab vorbereitet und mit den Kindern gefunden) oder es gibt einen allgemeinen Powersatz, zum Beispiel „Ich schaffe das." im schulischen Kontext vor Klassenarbeiten oder Ähnlichem.

Bleiben wir der Einfachheit halber bei dem Powersatz „Ich schaffe das!" und nehmen dafür Karte 3 (vielleicht auch die 24 oder gar beide).

Die Kinder prägen sich nun ihre Karten ein. Das kann nochmals verstärkt werden, indem die Karte ebenfalls „verkörpert" wird. Sie wird also nochmals dargestellt und gefühlt. Nun haben wir den Körper bewegt und können nun zur Ruhe kommen.

Die Kinder werden eingeladen, eine für sie passende Haltung für Yoga Nidra einzunehmen, sich zuzudecken und es sich bequem zu machen.

Dann folgt Yoga Nidra (den Text findest du am Ende dieses Kapitels).

Nach Yoga Nidra beendest du die Stunde je nach Zeit, indem du den Kindern die Möglichkeit gibst, etwas zu malen oder zu schreiben, ggf. auch zu erzählen, falls dies von den Kindern gewünscht ist.

Zum Abschluss folgt eine Gesprächsrunde mit den Karten in der Mitte, in der jedes Kind sagen darf, wie es ihm jetzt nach der Stunde geht und ob sich etwas verändert hat. Spannend ist auch, nochmals an die Karte vom ersten Check-in zu denken. Vielleicht ist es nun eine andere Karte, vielleicht bleibt es dieselbe.

Tipp

Die Gefühlsmonster gibt es auch als Aufkleber. So könnte das Kind den Aufkleber (das gewählte Monsterchen) für den Powersatz mitnehmen und zum Beispiel im Mäppchen dabeihaben, um es als Anker zu nutzen.

Auch schön ist es, mit den Kindern eine Art Journal anzulegen. Hier können sie hinein malen oder schreiben. Dies dient nicht nur der Erinnerung, sondern regt auch kognitive Prozesse an und hilft bei der Verarbeitung des Erlebten.

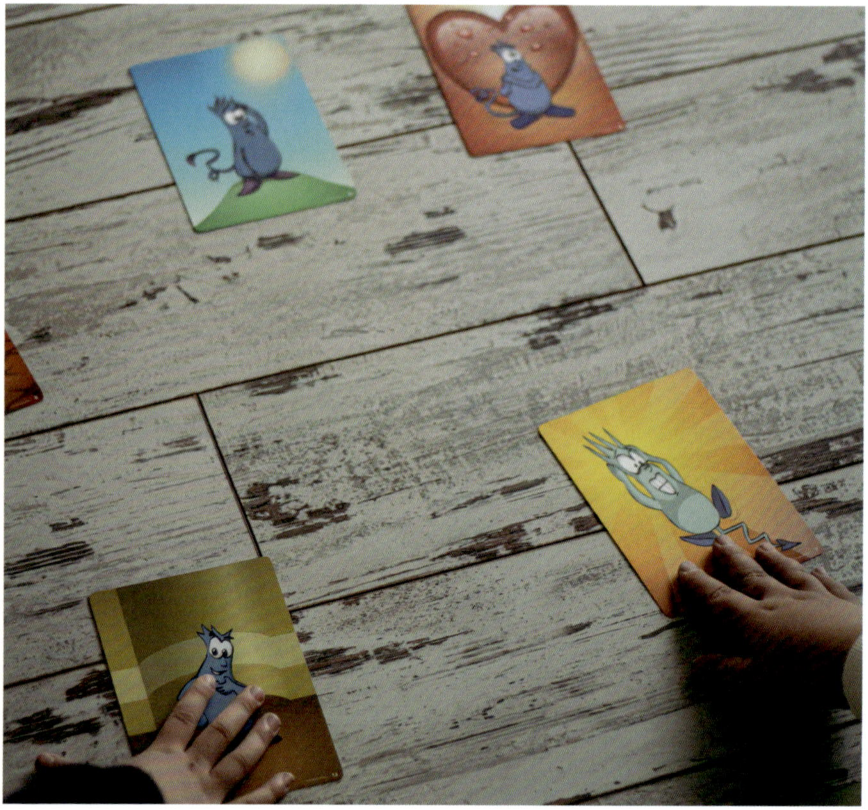

Wir treffen die Gefühlsmonster

Lege oder setze dich auf deine Yogamatte; wenn du magst, deck dich zu.
Spüre mal, ob du gut und angenehm liegst oder sitzt. Wenn es okay ist, kannst du deine Augen schließen.
Wir werden jetzt eine Entspannungsreise machen, den Schlaf der Yogis.
Die Entspannung fühlt sich ein bisschen so an wie das Gefühl, das du kurz vor dem Einschlafen hast.
Auch wenn der Körper sich entspannt, bleibst du wach.
Nimm einen tiefen Atemzug und puste mit dem Ausatmen alle Sorgen und

Gedanken des Tages aus dir heraus.
Dann nimm die Beine wahr, den ganzen Rücken, den Bauch, die Arme, die Schultern und den Kopf.
...
Nimm jetzt deinen Atem wahr.
Mit dem Einatmen hebt sich der Bauch ein bisschen.
Mit dem Ausatmen senkt er sich.
Fast als wäre ein Luftballon darin versteckt.
Jetzt stell dir vor, wie du dein Ziel erreichst.
Hole dir das Bild des Gefühlsmonsters, das du dir ausgesucht hast. Stell dir die Karte vor und sag dir dazu in Gedanken:
Ich schaffe das!
Jetzt komme zum Körper.
Stell dir vor, dass du einen Ball hast mit Ich-schaffe-das-Energie. Vielleicht hat er auch eine Farbe?
Stell dir vor, dass der Ball zu dem Körperteil rollt, der genannt wird. Überall da, wo der Ball hinrollt, schenkt er dir ganz viel „Ich schaffe das"-Energie.
Lass nun den Ball losrollen...
Zum rechten Bein ... zum linken Bein ...
... zum rechten Arm ... zum linken Arm ...
... der Ball rollt den Rücken entlang ...
Bis zum Kopf ... auch hier lässt der Ball ganz viel gute Energie da und vertreibt alle doofen Gedanken.
Dann lass den Ball noch einmal über den ganzen Körper rollen.
Nimm den ganzen Körper wahr vom Kopf bis zu den Zehenspitzen ... zurück zum Kopf ... zu den Fingerspitzen ... den ganzen Körper ...

Nun erinnere dich an das Gefühl, wütend zu sein. Hol dir dazu das Bild des wütenden Gefühlsmonsters, das du dir ausgesucht hast. Stell dir vor, wie du dagestanden hast, als du so richtig wütend warst.
Dann stell dir die Karte für die Freude vor. Du freust dich gerade ganz doll. Vielleicht fällt dir eine bestimmte Situation dazu ein. Erinnere dich daran, wie du vorhin freudig auf der Matte gestanden hast.
Dann stell dir vor, dass du dich ängstlich fühlst, vielleicht vor einer Klassenarbeit oder einem Vortrag. Hol dir das Gefühlsmonster als Bild und erinnere dich an die Körperhaltung.

Dann komm wieder zurück zur Freude. Stell dir das Bild des freudigen Gefühlsmonsters vor. Spüre die Freude.
Stell dir nun eine Situation vor, in der du traurig bist. Erinnere dich an das Bild des Gefühlsmonsters. Schau es dir an.
Jetzt hole dir das Bild der Freude zurück. Schau dir das Gefühlsmonster an. Lass die Freude durch den ganzen Körper fließen. Wie fühlt sich das an? Kribbelig? Schön? Lustig?

Erinnere dich jetzt an deinen Powersatz und die Karte dazu:
„Ich schaffe das!"
Wiederhole diesen Satz dreimal.
Unsere Reise kommt jetzt zum Ende und du wirst langsam wieder wacher werden.
Beginne nun den Körper wieder zu bewegen.
Zuerst die Füße ... die Hände ... die Beine ... die Arme ... die Schultern ... den Kopf.
Räkel und strecke dich.
Wenn du ganz wach bist, setze dich langsam auf und öffne die Augen.

Tipp

Der Text ist für Kinder von ca. sechs bis zehn Jahren geschrieben. Für Jugendliche passt du deine Sprache an, indem du sie schon etwas „erwachsener" werden lässt.

Der Yoga Nidra Text hat vier verschiedene Farben. In den ersten beiden Stunden nutzen wir nur den schwarzen und den grünen Text. In Stunde drei und vier kommt zusätzlich der blaue Text hinzu. In Stunde fünf und sechs wird dann noch der lilafarbene Teil eingebunden. Dies dient einer sanften Hinführung zum Thema. In der Wahrnehmung der gegensätzlichen Empfindungen ist es aus meiner Sicht wichtig, langsam vorzugehen, um Überforderungen oder unangenehme Erlebnisse zu vermeiden. Wut, Traurigkeit und Angst sind Gefühle, die uns herausfordern, wenngleich sie auch hilfreich und wichtig sind. Daher sollten wir beim Einüben von selbstregulativen Fähigkeiten immer langsam und achtsam vorgehen.

Deine Notizen

29

Yoga Nidra –
Konzentriert sein Ziel erreichen

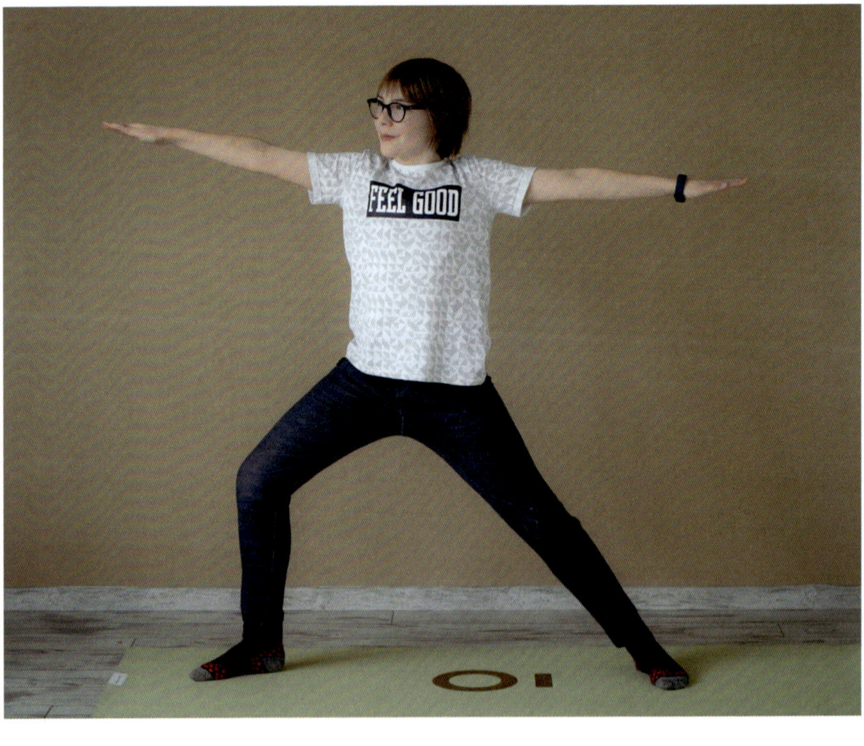

Dieser Text hat einen vorgegebenen Powersatz. Hierzu können vorab stärkende Asanas, wie Gleichgewichts- und Standhaltungen geübt werden, um das Gefühl von Konzentration zu stärken. Ebenso kann ein Bild von einer Situation genutzt werden, die schonmal geschafft wurde, und das dabei vorhandene gute Gefühl geankert werden. Denn wenn wir etwas schaffen wollen, benötigen wir in der Regel Konzentration. Zudem kann es sinnvoll sein, vorab Zielenergie aufzubauen. Das kann auch in Bewegung geübt werden, zum Beispiel mit der Yogahaltung Krieger II, in der sich das Kind oder der Jugendliche vorstellt, wie es sich anfühlt, das Ziel erreicht zu haben. Wir nehmen quasi eine positive Zukunft vorweg und ankern so das Gefühl, es geschafft zu haben, was wiederum hilfreich sein kann, das Ziel in echt zu erreichen.

Lege oder setze dich ganz bequem hin; wenn du magst, deck dich zu.
Spüre mal, ob alles so angenehm ist. Wenn es okay ist, kannst du deine Augen schließen.
Wir werden jetzt eine Entspannungsreise machen.
Besonders wenn wir vor etwas aufgeregt sind oder etwas erreichen wollen, ist es hilfreich, ruhig zu werden und sich zu konzentrieren.
Auch wenn der Körper sich jetzt entspannt, bleibst du wach und konzentriert.
Nimm einen tiefen Atemzug und lasse mit dem Ausatmen alle Sorgen und Gedanken des Tages aus dir hinaus fließen.
Dann nimm mal die Beine war, den ganzen Rücken, den Bauch, die Arme, die Schultern und den Kopf.
Nimm jetzt deinen Atem wahr.
Mit dem Einatmen hebt sich der Bauch ein bisschen.
Mit dem Ausatmen senkt er sich.
Manchmal kann es ganz schön herausfordernd sein, wenn ein Ziel vor einem steht. Deshalb konzentriere dich jetzt auf dein Ziel. Vielleicht ist es eine Klassenarbeit, eine Prüfung oder ein Wettbewerb. Um ans Ziel zu kommen, braucht es Konzentration und Ruhe.
Jetzt stell dir vor, wie du dein Ziel erreichst. Und sage dir in Gedanken:
Ich bin konzentriert!
Sage dir diesen Satz dreimal mit dem Wissen, dass du schaffst, was du dir vornimmst.
Das, was du dir so vornimmst, wird mit Sicherheit toll werden.
Stell dir jetzt eine Seifenblase vor, die gefüllt ist mit ganz viel guter Energie. Sie schimmert in bunten Farben. Diese Energie hilft dir, zur Ruhe zu kommen und

gleichzeitig ganz konzentriert zu sein.
Stell dir vor, dass die Seifenblase zu dem Körperteil schwebt, der genannt wird, und beobachte die Seifenblase. Überall da, wo die Seifenblase hin schwebt, schenk sie dir ganz viel „Ich-bin-konzentriert"-Energie.
Lass nun die Seifenblase los schweben.
Sie schwebt zum rechten Bein ... zum linken Bein ...
... zum rechten Arm ... zum linken Arm ...
... die Seifenblase schwebt den Rücken entlang ...
Bis zum Kopf ... auch hier lässt die Seifenblase ihre gute Energie da und vertreibt alle doofen Gedanken. So kannst du dich noch besser konzentrieren.
Dann lass die Seifenblase noch einmal über den ganzen Körper schweben...
Nimm den ganzen Körper wahr vom Kopf bis zu den Zehenspitzen ... zurück zum Kopf ... zu den Fingerspitzen ... den ganzen Körper
Dann schicke zum Schluss alle Zweifel und komischen Gedanken in die Seifenblase und schicke sie fort. Die Seifenblase nimmt die Zweifel mit und lässt ihre gute Energie bei dir.
Du kannst dir jederzeit die Seifenblasen-Energie holen, wenn du sie benötigst.
Erinnere dich jetzt an deinen Powersatz „Ich bin konzentriert!".
Unsere Entspannungsreise kommt jetzt zum Ende und du wirst langsam wieder zurück nach außen kommen. Nimm die Ruhe und Konzentration mit.
Beginne, dich nun langsam wieder zu bewegen.
Wo möchte deine Bewegung beginnen? Bei den Händen? Den Füßen?
Dann bewege den ganzen Körper.
Räkel und strecke dich. Vielleicht musst du auch mal gähnen.
Vielleicht möchtest du eine Bewegung machen, die dir jetzt guttut.
Wenn du ganz wach bist, komm langsam zum Sitzen nach oben und öffne die Augen.

Deine Notizen

30

Alles Dufte –
Ein Yoga Nidra mit Duftanker

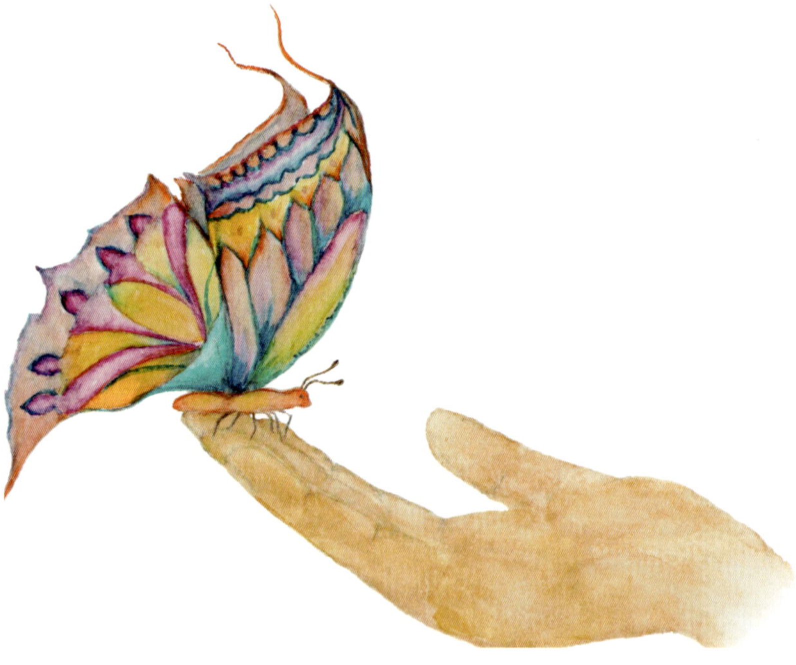

In diesem Yoga Nidra arbeiten wir mit einem Duft, den du vorab mit den Kindern und Jugendlichen eingeführt hast. Vielleicht bringen die Kinder auch einen Duft von zu Hause mit, der Ihnen gut tut. Im folgenden Text nehme ich die Mischung „Relaxing Mind", die Melanie Eberhardt in ihrem Artikel beschrieben hat (s. Kapitel 16). Wir haben den Duft vorab kennengelernt, herausgefunden, dass er für alle angenehm ist und für jeden einen Duft-Talisman gemacht. Nun nutzen wir diesen Duft in Yoga Nidra, um die Entspannung zu verstärken. Wir haben hierzu den gemeinsamen Powersatz „Ich bin ganz ruhig.". Diesen Text kannst du natürlich je nach Thema und Duft abwandeln.

Lege oder setzte dich bequem hin; wenn du magst, deck dich zu. Spüre mal, ob du gut und angenehm sitzt oder liegst. Wir werden jetzt eine Entspannungsreise machen, den Schlaf der Yogis. Die Entspannung fühlt sich ein bisschen so an wie das Gefühl, das du kurz vor dem Einschlafen hast. Auch wenn der Körper sich entspannt, bleibst du wach. Sage dir einmal in Gedanken: Ich mache jetzt Yoga Nidra. Ich bleibe während der ganzen Übung wach.
Nimm einen tiefen Atemzug und lasse mit dem Ausatmen alle Sorgen und Gedanken des Tages aus dir hinaus fließen. Dann nimm mal die Füße war, die Beine, den ganzen Rücken, den Bauch, die Brust, komme zu den Händen, zu den Armen, den Schultern, zum Hals und zum Kopf. ... Jetzt höre auf Geräusche, die aus der Umgebung zu dir kommen. ... Nimm jetzt deinen Atem wahr. Rieche an deinem Duft-Talisman. Vielleicht kennst du den Satz „In der Ruhe liegt die Kraft". Wenn du ruhig bist, kannst du dich besser konzentrieren und vieles fällt leichter.
Sage dir: Ich bin ganz ruhig.
Stell dir nun vor, wie der Duft von einem Schmetterling zu dem Körperteil getragen wird, das ich nenne. Stell dir das jeweilige Körperteil vor. Lenke die Wahrnehmung in die rechte Körperseite ... zum rechten Daumen ... Zeigefinger ... Mittelfinger ... Ringfinger ... kleiner Finger ... Unterarm ... Oberarm ... Schulter ... Oberschenkel ... Unterschenkel ... Ferse ... die Fußzehen ... der ganze rechte Fuß ... die ganze rechte Körperseite ...
Du bist ganz aufmerksam und beobachtest, wie der Schmetterling zur linken Seite des Körpers fliegt. Komme zum linken Daumen ... Zeigefinger ... Mittelfinger ... Ringfinger ... kleiner Finger ... Unterarm ... Oberarm ... Schulter ... Oberschenkel ... Unterschenkel ... Ferse ... die Fußzehen ... der ganze linke Fuß ... die ganze linke Körperseite ...

Der Schmetterling fliegt weiter zur Rückseite des Körpers ... der ganze Rücken ... Nacken ... Hinterkopf ... die ganze Rückseite ... Er fliegt weiter zur Vorderseite ... Stirn ... rechtes Ohr ... linkes Ohr ... Nase ... Kinn ... Hals ... der ganze Bauch ... die ganze Vorderseite ... das ganze rechte Bein ... das ganze linke Bein ... beide Beine gleichzeitig ... der ganze rechte Arm ... der ganze linke Arm ... beide Arme zusammen ... Beine und Arme zusammen ... der Kopf ... der ganze Körper ...
Rieche nochmal an deinem Duft-Talisman und stell dir vor, wie der Duft deinen ganzen Körper durchströmt. Mit dem nächsten Atemzug entspannt sich der Körper. Dann entspannt sich auch der Kopf und lässt alle doofen Gedanken gehen. Atme noch dreimal ein und aus und zähle dabei von drei rückwärts. Drei, zwei, eins ...
Stell dir nochmal den Schmetterling vor und wie er von Blüte zu Blüte fliegt. Jede Blüte ist wunderschön und einzigartig. Stell dir die Blüten vor. Sie sind jede auf ihre Weise schön und duften ganz wunderbar. So wie du auch einzigartig und wunderbar bist. So wie der Schmetterling den Duft zu den Blüten bringt, so bringst du all deine Fähigkeiten in die Welt. Das, was du besonders gut kannst, und alles, was du noch lernen wirst.
Sage dir nun noch einmal den Powersatz: Ich bin ganz ruhig.
Yoga Nidra kommt jetzt zum Ende und du wirst langsam wieder zurück nach außen kommen. Beginne nun, den Körper wieder zu bewegen. Zuerst die Füße ... die Hände ... die Beine ... die Arme ... die Schultern ... den Kopf ... Räkel und strecke dich. Wenn du ganz wach bist, setze dich langsam auf und öffne die Augen.

Deine Notizen

31

Hör doch mal – Yoga Nidra und Klang

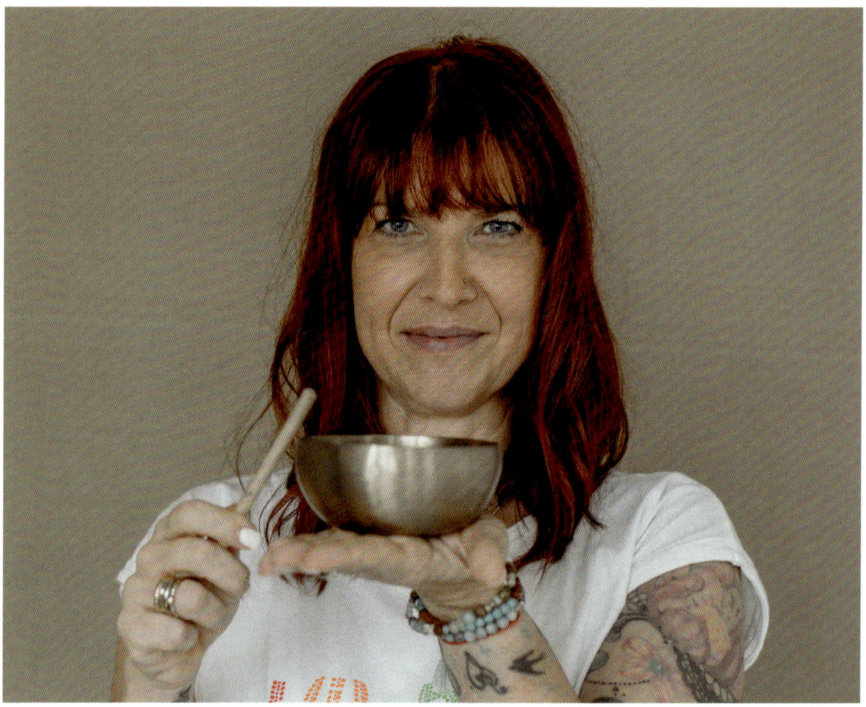

Häufig wird Yoga Nidra ohne Musik geübt, also nur mittels der anleitenden Stimme. Doch Klänge, Musik und Naturgeräusche können ein schönes Medium sein und daher ebenfalls zur Unterstützung genutzt werden. Musik transportiert Emotionen und schon lange ist bekannt, dass wir über unterschiedliche Klänge auch Reaktionen in unserem Körper hervorrufen können. So können bestimmte Frequenzen beruhigend auf unser Nervensystem wirken und Herzschlag und Blutdruck senken. Viele Kinder und Jugendliche lieben Musik und reagieren positiv auf unterschiedliche Klänge und Instrumente. Daraus lässt sich ein ganzes Stundenkonzept kreieren, zum Beispiel auch mit Spielen, die das Hören trainieren und sensibilisieren (s. Ideen am Anfang des Praxisteils). Hier folgt ein klangvolles Yoga Nidra.

Für dieses Yoga Nidra benötigst du zwei Klangschalen mit unterschiedlichen Tönen. In Klammern findest du den Moment, wann du die Klangschale anschlägst. Ich habe sie Klangschale 1 und 2 genannt. Wir nutzen zwei unterschiedliche Töne, da der eine Ton die Orientierung nach außen und der zweite die innere Schau symbolisiert. So kann beispielsweise der Ton der Klangschale, die für das Kreisen der Wahrnehmung genutzt wird, ebenso als eine Art Anker fungieren, der es den Kindern und Jugendlichen nach mehrmaliger Erfahrung erleichtert, nach innen zu kommen.

Ebenso kannst du den Anfangsteil (die Vorbereitung mit erster Entspannung) auch auditiv mit einem Koshi begleiten. Nach meiner Erfahrung lieben Kinder und Jugendliche den Klang des Windspieles und können hierbei gut entspannen. So kann dieser Klang als eine schöne Einleitung für Yoga Nidra dienen.

Lege oder setzte dich bequem hin; wenn du magst, deck dich zu. Spüre mal, ob sich alles gut anfühlt. Wenn es okay ist, kannst du deine Augen schließen.
Wir werden jetzt eine klangvolle Entspannungsreise machen.
Die Entspannung fühlt sich ein bisschen so an wie das Gefühl, das du kurz vor dem Einschlafen hast.
Auch wenn der Körper sich entspannt, bleibst du wach.
Nimm einen tiefen Atemzug und lasse mit dem Ausatmen alle Sorgen und Gedanken des Tages aus dir hinaus fließen.
Dann nimm mal die Beine war, den ganzen Rücken, den Bauch, die Arme, die Schultern und den Kopf.
Jetzt lausche auf Geräusche, die aus der Ferne zu dir kommen. (Klangschale 1 aus der Ferne anschlagen und warten, bis sie verklungen ist.) ...
Nun lausche auf Geräusche, die aus der Nähe kommen.

(Klangschale 1 in der Nähe anschlagen und warten, bis sie verklungen ist.) ...
Nimm jetzt deinen Atem wahr. Mit dem Einatmen hebt sich der Bauch ein bisschen. Mit dem Ausatmen senkt er sich.
Entspanne den ganzen Körper. Stell dir das Körperteil vor, das ich nenne. Bewege das Körperteil nicht, lausche auf den Klang beim jeweiligen Körperteil.
(Bei jedem Körperteil, das du nennst, schlägst du sanft Klangschale 2 an.)
Nimm den Daumen der rechten Hand wahr ... Zeigefinger ... Mittelfinger ... Ringfinger ... kleiner Finger ... die ganze Hand ... den ganzen rechten Arm ... Taille ... rechte Hüfte ... das ganze rechte Bein ... der rechte Fuß ... großer Zeh ... zweiter Zeh ... dritter Zeh ... vierter Zeh ... kleiner Zeh ... alle fünf Zehen ...
Du bist wach und aufmerksam und kommst zur anderen Seite. ... Komme zum linken Daumen ... Zeigefinger ... Mittelfinger ... Ringfinger ... kleiner Finger ... die ganze Hand ... den ganzen linken Arm ... Taille ... linke Hüfte ... das ganze linke Bein ... der linke Fuß ... großer Zeh ... zweiter Zeh ... dritter Zeh ... vierter Zeh ... kleiner Zeh ... alle fünf Zehen ...
Nimm den ganzen Körper wahr vom Kopf bis zu den Zehenspitzen ... (Hier kannst du Klangschale 2 etwas stärker anschlagen, sodass der Ton etwas länger nachklingt.)
Nimm wahr, wo der Körper und der Fußboden sich berühren. Die Fersen und der Boden. Die Unterschenkel und der Boden. Die Oberschenkel und der Boden. Die Arme und der Boden. Die Hände und der Boden. Der Hinterkopf und der Fußboden. (Klangschale 1 bei jeder Nennung eines Körperteils sanft anschlagen.)
Lausche nun noch einmal auf den Klang der Klangschale und bleibe ganz aufmerksam. Wie lange kannst du den Ton hören? (Klangschale 1 anschlagen und warten, bis der Ton verklungen ist.) Lausche anschließend noch einen Moment lang der Stille.
Unsere Entspannungsreise kommt jetzt zum Ende und du wirst langsam wieder zurück nach außen kommen.
Beginne nun, den Körper wieder zu bewegen. Bewege deine Hände und Füße. Bewege den ganzen Körper. Räkel und strecke dich. Wenn du ganz wach bist, komm zum Sitzen nach oben und öffne die Augen.

Deine Notizen

32

Yoga Nidra zum Thema Superhelden

von Nina Ball

Diesen Text habe ich für meinen Kinderyoga-Kurs in der Volksschule geschrieben. Die Kinder waren zwischen sieben und neun Jahre alt und schon ein ganzes Semester lang bei mir im Kurs. Um es kindgerecht und nicht zu lange zu halten, habe ich mich auf die Yoga-Nidra-Stufen 1 bis 6, 9 und 10 beschränkt.

Im Vorfeld haben wir uns in den Stunden davor langsam dem Thema angenähert und überlegt, was jeder Einzelne ganz besonders gut kann und welche Vorbilder die Kinder haben – im Sinne von: „Wer ist dein persönlicher Superheld und warum?". Die Kinder konnten sich in einer Fantasiereise ihren Superhelden vorstellen, wobei der Fantasie keine Grenzen gesetzt waren. Im Anschluss durften sie ihren Superhelden zeichnen.

Wir haben uns dann zusammen Yogapositionen überlegt, die helfen können, die eigene Superpower zu stärken und zu aktivieren, um die körperliche Ebene mit ins Spiel zu bringen. Auch unterschiedliche Atemübungen haben wir den einzelnen Superhelden zugeordnet und geübt, damit die Kinder ein Gefühl für ihren Atem bekommen und lernen, ihn gut für sich zu nutzen.

Im letzten Schritt vor unserer Yoga-Nidra-Übung habe ich dann mit jedem Kind einen kurzen, klaren Satz formuliert, der ihre persönliche Superpower beschreibt. Mit all diesen Vorbereitungen waren die Kinder bereit, sich auf die Yoga-Nidra-Reise zu ihrer inneren Superkraft zu begeben.

Überleg dir, ob du jetzt im Augenblick lieber im Sitzen oder im Liegen entspannen möchtest.
Setze dich entweder bequem hin oder lege dich ausgestreckt auf deine Matte.
Spür mal, ob sich deine Position schon gut anfühlt oder ob du noch etwas daran verändern möchtest; wenn du magst, decke dich zu.
Wie vorhin besprochen, machen wir jetzt gemeinsam eine Entspannungsreise, die sich Yoga Nidra nennt.
Erinnerst du dich an das Gefühl, das du kurz vor dem Einschlafen hast? So soll sich jetzt auch die Entspannungsreise für dich anfühlen.
Während sich dein Körper entspannt, bleibst du ganz wach.
Sage dir in Gedanken: Ich übe jetzt Yoga Nidra. Ich bleibe während der ganzen Entspannungsreise wach.
Stell dir vor, du bist ein Superheld und du kannst dich in der Entspannung jetzt mit deiner Superpower aufladen.

Atme ganz tief durch deine Nase ein und durch den Mund wieder aus. Mach das in deinem Tempo dreimal hintereinander.
Superhelden können mit jeder Ausatmung ihren Körper tiefer in die Unterlage hinein sinken lassen. Merkst du schon, wie sich dein Körper immer mehr entspannt?
Dann spüre jetzt zu deinen Füßen hin, zu deinen Beinen, deinem Po; spüre deinen ganzen Rücken, deinen Bauch, deinen Brustkorb.
Spüre jetzt deine Hände mit all deinen Fingern, deine Arme, deine Schultern.
Spüre deinen Nacken, deinen Hals und deinen Kopf.

Jetzt komm vom Spüren zum Hören und lausche auf alle Geräusche, die ganz weit weg sind.
Und jetzt lausche auf alle Geräusche, die ganz nah zu hören sind. Superhelden können sehr gut lauschen.
Lenke deine Aufmerksamkeit jetzt zu deinem Atem.
Spür, wie sich dein Bauch beim Einatmen ein bisschen hebt und beim Ausat-

men wieder nach unten sinkt; lege gerne deine Hände auf den Bauch, um die Bewegung deines Atems besser zu spüren.

Jetzt kommen wir zu deiner Superpower. Denke an deine Superkraft, die wir vorhin besprochen haben. Stell dir vor, wie es sich anfühlt, wenn du mit deiner Superkraft voll aufgeladen bist, was du alles als Superheld tun kannst, wenn deine Batterien mit deiner Superkraft voll aufgeladen sind.

Wiederhole ganz still für dich dreimal deine Superpower. Bei jeder Wiederholung lädt sich deine Superpower-Batterie noch weiter auf.

Du bist ein Superheld und kannst mit deiner Superpower viele tolle Dinge tun.

Lenke deine Aufmerksamkeit jetzt von deiner Superpower wieder hin zu deinem Körper.
Komm zu den großen Teilen deines Körpers...das ganze rechte Bein ... das ganze linke Bein ... beide Beine gleichzeitig ... der ganze rechte Arm ... der ganze linke Arm ... beide Arme zusammen ... Beine und Arme zusammen ... der ganze Rücken ... und der ganze Bauch- und Brustraum ... der ganze Kopf ... der ganze Körper ... DER ganze Körper ... DER ganze Körper...
Spür deinen ganzen Körper, vom Kopf bis zu den Zehenspitzen ... vom Kopf bis zu den Fingerspitzen ... spür deinen ganzen Körper ... die ganze Körperrückseite ... die ganze Körpervorderseite ... deinen ganzen Körper ... DEN ganzen Körper ...

Spüre dorthin, wo dein Körper den Boden berührt.

Und jetzt lenke deine Aufmerksamkeit wieder zu deinem Superhelden-Atem. Beobachte, wie von ganz alleine dein Einatmen kommt und dein Ausatmen wieder geht.
Beginne jetzt, deine Atemzüge zu zählen, und als Superhelden zählen wir rückwärts. Starte bei fünf und zähle rückwärts bis eins.

Jetzt erinnere dich noch einmal an deine Superpower und wiederhole sie noch einmal ganz still für dich dreimal hintereinander. Lass dir dabei Zeit und spür, wie es sich anfühlt, mit deiner Superkraft voll aufgeladen zu sein.
Deine Superhelden-Entspannungsreise kommt jetzt langsam zum Ende und du

kommst ganz langsam wieder zurück in diesen Raum, landest wieder auf deiner Yogamatte.
Beginn langsam, deinen Körper zu bewegen ... starte mit den Fingern und den Zehen ... kreise deine Hand- und Fußgelenke ... beweg dann deine ganzen Arme und Beine ... beginn, deinen ganzen Körper zu strecken und zu dehnen; gähne, wenn du magst ... schaukel dich von einer Seite zur anderen ... und wenn du dich bereit fühlst, setzte dich langsam wieder auf und öffne deine Augen.

Meine persönlichen Praxistipps für Yoga Nidra mit Kindern

Yoga Nidra mit Kindern in der Grundschule oder Volksschule zu praktizieren, ist eine wunderbare Erfahrung. Aus meiner Praxis möchte ich einige Tipps und Erkenntnisse teilen, die dabei helfen können, den Einstieg für die Kinder sanft und spielerisch zu gestalten.

1. **Schritt für Schritt heranführen**

Die meisten der Kinder, mit denen ich arbeite, haben keine Vorerfahrung mit Yoga Nidra, wenn sie das erste Mal in einen Kinderyoga-Kurs kommen. Daher baue ich die Praxis langsam auf. In jeder Stunde nehmen wir uns eine neue Stufe vor, die wir einzeln üben und festigen. So schaffen wir eine gute Basis, auf der wir aufbauen können. Nach einigen Wochen können die Kinder dann eine komplette Yoga-Nidra-Session genießen.

2. **Klare Informationen geben**

Kinder möchten wissen, was auf sie zukommt und warum sie etwas machen sollen. Ich erkläre ihnen zum Beispiel, dass Yoga Nidra die Konzentration verbessert, ihnen hilft, Stress abzubauen und innerlich zur Ruhe zu finden. Es kann die Fantasie anregen, stärkt das Körperbewusstsein und unterstützt ihre emotionale Ausgeglichenheit. Dann lade ich die Kinder ein, neugierig und offen es einfach auszuprobieren.

3. **Freiwilligkeit und Sicherheit**

Für mich ist es essenziell, dass die Kinder freiwillig mitmachen. Niemand wird gezwungen, die Augen zu schließen oder auf dem Rücken zu liegen, wenn sich das im Augenblick nicht passend und gut anfühlt. Es geht darum, einen sicheren Raum zu schaffen, in dem sich jedes Kind wohl und geborgen fühlt. Ich lade die Kinder ein, selbst zu entscheiden, wie sie sich entspannen möchten. Manchmal frage ich noch einmal nach, ob sich die Position jetzt gut anfühlt oder ob es vielleicht doch noch einmal eine Veränderung braucht - nicht selten ist das dann auch so.

4. **Die richtigen Worte finden**
Beim Schreiben von Yoga Nidra Texten für Kinder achte ich darauf, leicht verständliche Worte zu verwenden. Komplexe Begriffe, die Fragen aufwerfen könnten, vermeide ich bewusst. Stattdessen wähle ich Bilder und Formulierungen, die die Kinder kennen und verstehen. Bevor ich die Texte in einer Session einsetze, teste ich sie bei mir selbst: Ich spreche sie auf, höre sie mir mit geschlossenen Augen an und erlebe Yoga Nidra wie die Kinder. Das hilft mir, den Text zu optimieren und sicherzustellen, dass er harmonisch und angenehm wirkt.

Mit diesen Ansätzen gelingt es mir sehr gut, den Kindern Yoga Nidra auf eine Weise näherzubringen, die sie begeistert und ihnen guttut. Es ist immer wieder schön zu sehen und zu spüren, wie sie in dieser Praxis aufblühen und zur Ruhe finden.

Deine Notizen

33

Yoga Nidra mit Krafttier

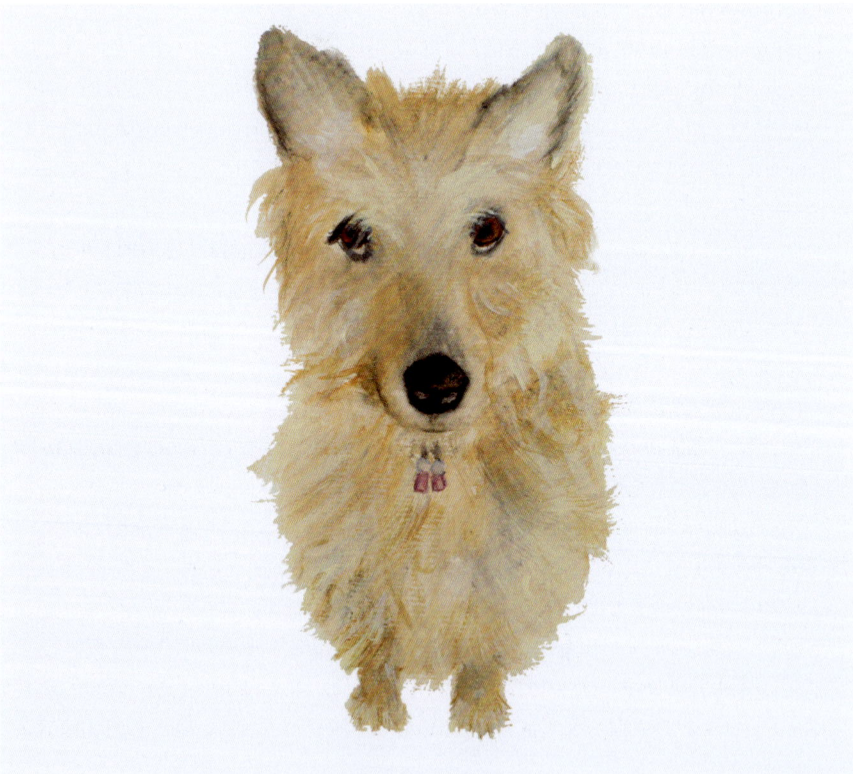

Du kannst vorab die Krafttiermeditation nutzen, damit die Kinder und Jugendlichen ein Krafttier finden (s. Kapitel 26). Alternativ habe ich noch einen zweiten Text, der ein wenig anders arbeitet als klassisch mit dem Krafttier. Ebenso habe ich gute Erfahrungen gemacht, das eigene Haustier für ein Yoga Nidra zu nutzen. Das funktioniert dann, wenn die Kinder oder Jugendlichen ein Haustier haben, mit dem sie sehr verbunden sind und das ihnen Kraft und Sicherheit bietet. Dann kann auch das eigene Haustier visualisiert und als eine Art Krafttier fungieren.

Variante 1: Entspannen mit dem Krafttier

Lege oder setzte dich bequem hin; wenn du magst, deck dich zu. Spüre mal, sich alles gut anfühlt. Wenn es okay ist, kannst du deine Augen schließen.
Wir werden jetzt eine Entspannungsreise machen, den Schlaf der Yogis.
Die Entspannung fühlt sich ein bisschen so an wie das Gefühl, das du kurz vor dem Einschlafen hast. Auch wenn der Körper sich entspannt, bleibst du wach.
Nimm einen tiefen Atemzug und lasse mit dem Ausatmen alle Sorgen und Gedanken des Tages aus dir hinaus fließen.
Rufe nun dein Krafttier (Haustier) und lass es sich zu dir legen. Dein Krafttier liegt ganz ruhig neben dir und entspannt seine Körperteile mit dir gemeinsam.
Entspanne nun den ganzen Körper. Stell dir das Körperteil vor, das ich nenne. Bewege das Körperteil nicht, lass das Körperteil ganz entspannt und schwer werden.
Nimm den Daumen der rechten Hand wahr ... Zeigefinger ... Mittelfinger ... Ringfinger ... kleiner Finger ... die ganze Hand ... den ganzen rechten Arm ... Taille ... rechte Hüfte ... das ganze rechte Bein ... der rechte Fuß ... großer Zeh ... zweiter Zeh ... dritter Zeh ... vierter Zeh ... kleiner Zeh ... alle fünf Zehen ...
Du bist ganz aufmerksam und kommst zur anderen Seite. ... Komme zum linken Daumen ... Zeigefinger ... Mittelfinger ... Ringfinger ... kleiner Finger ... die ganze Hand ... den ganzen linken Arm ... Taille ... linke Hüfte ... das ganze linke Bein ... der linke Fuß ... großer Zeh ... zweiter Zeh ... dritter Zeh ... vierter Zeh ... kleiner Zeh ... alle fünf Zehen ...
Nimm den ganzen Körper wahr vom Kopf bis zu den Zehenspitzen ...
Nimm wahr, wo der Körper und der Fußboden sich berühren. Die Fersen und der Boden. Die Unterschenkel und der Boden. Die Oberschenkel und der Boden. Die Arme und der Boden. Die Hände und der Boden ... Der Hinterkopf und der Fußboden ...

Nun kannst du noch einen Moment mit deinem Krafttier (Haustier) durch die Natur streifen. Stell dir vor, wie ihr beide über eine grüne Wiese lauft. ... Es gibt gelbe, rote und weiße Blumen. ... Die Sonne scheint warm auf deine Haut. ... Dann spürst du einen kühlen Wind. ... Du fühlst dich stark und mutig wie dein Krafttier. ... Du fühlst dich ruhig und entspannt. ... Alles ist in dir.
Yoga Nidra kommt jetzt zum Ende und du wirst langsam wieder zurück nach außen kommen. Dein Krafttier kann bei dir liegen bleiben, wenn du möchtest, während du langsam wacher wirst.
Beginne nun, den Körper wieder zu bewegen. Zuerst die Füße ... die Hände ... die Beine ... die Arme ... die Schultern ... den Kopf. Räkel und strecke dich. Wenn du ganz wach bist, setze dich langsam auf und öffne die Augen.

Variante 2: Die Kraft eines Tieres nutzen

Lege oder setzte dich bequem hin; wenn du magst, deck dich zu. Spüre mal, ob sich alles gut anfühlt. Wenn es okay ist, kannst du deine Augen schließen.
Wir werden jetzt eine Entspannungsreise machen, den Schlaf der Yogis.
Die Entspannung fühlt sich ein bisschen so an wie das Gefühl, das du kurz vor dem Einschlafen hast. Auch wenn der Körper sich entspannt, bleibst du wach.
Nimm einen tiefen Atemzug und puste mit dem Ausatmen alle Sorgen und Gedanken des Tages aus dir hinaus.
Entspanne nun den ganzen Körper. Stell dir das Körperteil vor, das ich nenne. Bewege das Körperteil nicht, lass das Körperteil ganz entspannt und schwer werden.
Nimm den Daumen der rechten Hand wahr ... Zeigefinger ... Mittelfinger ... Ringfinger ... kleiner Finger ... die ganze Hand ... den ganzen rechten Arm ... Taille ... rechte Hüfte ... das ganze rechte Bein ... der rechte Fuß ... großer Zeh ... zweiter Zeh ... dritter Zeh ... vierter Zeh ... kleiner Zeh ... alle fünf Zehen ...
Du bist ganz aufmerksam und kommst zur anderen Seite. ... Komme zum linken Daumen ... Zeigefinger ... Mittelfinger ... Ringfinger ... kleiner Finger ... die ganze Hand ... den ganzen linken Arm ... Taille ... linke Hüfte ... das ganze linke Bein ... der linke Fuß ... großer Zeh ... zweiter Zeh ... dritter Zeh ... vierter Zeh ... kleiner Zeh ... alle fünf Zehen ...
Nimm den ganzen Körper wahr vom Kopf bis zu den Zehenspitzen ...
Nimm wahr, wo der Körper und der Fußboden sich berühren. Die Fersen und der Boden. Die Unterschenkel und der Boden. Die Oberschenkel und der Boden.

Die Arme und der Boden. Die Hände und der Boden ... Der Hinterkopf und der Fußboden ...
Wenn du dich in ein Tier verwandeln könntest, welches Tier wäre es? Welche besondere Fähigkeit hat dieses Tier? ... Stell dir jetzt vor, wie du dich mit einem tiefen Atemzug in dieses Tier verwandeln kannst. Nimm wahr, welche Fähigkeiten und Stärken du jetzt hast. ... Was kannst du jetzt besonders gut? ... Stell dir eine Situation vor, in der du diese Fähigkeit gut brauchen kannst. ... Dann atme noch einmal tief ein und werde dir dieser Fähigkeiten ganz bewusst. Mit deinem nächsten Ausatmen verwandelst du dich wieder zurück und bist wieder, wer du vorher warst ...
Du hast viele tolle Fähigkeiten und kannst alles schaffen, was du dir vornimmst. Yoga Nidra kommt jetzt zum Ende und du wirst langsam wieder zurück nach außen kommen. Dein Krafttier kann bei dir liegen bleiben, wenn du möchtest, während du langsam wacher wirst.
Beginne nun, den Körper wieder zu bewegen. Zuerst die Füße ... die Hände ... die Beine ... die Arme ... die Schultern ... den Kopf. Räkel und strecke dich. Wenn du ganz wach bist, setze dich langsam auf und öffne die Augen.

34

Yoga Nidra im Kinderyoga: Stundenkonzept „Ich vertraue mir und meinen Superkräften“ für Sieben- bis Zehnjährige

von Kathrin Freundl

Ziel der Stunde

Die Kinder entdecken spielerisch ihre inneren Stärken und Fähigkeiten (z. B. Mut, Empathie, Kreativität, Hilfsbereitschaft). Jede „Superkraft“ wird durch Yoga-Übungen, Atemtechniken oder Achtsamkeitsspiele „trainiert“.

Anmerkung

Jede Kinderyogastunde ist individuell und lebt von der Partizipation der Kinder. Daher ist dieses Stundenkonzept als Anregung zu verstehen und wird durch die Vorschläge und Ideen der Kinder noch enorm bereichert.

A) BEGINN

- Begrüßung mit Einleitung, dass wir heute unsere Superkräfte entdecken und trainieren werden
- Stille-Minute
- Rederunde: *Welche Superkraft hättest du gerne? Warum?*

Aufwärmphase

- Körper ausschütteln
- Freie Bewegung: Bewege dich durch den Raum wie dein Lieblings-Superheld
- Flugtraining: Die Kinder liegen auf dem Bauch und heben Arme und Beine gleichzeitig vom Boden ab, als würden sie durch die Luft fliegen (Asana Heuschrecke)

B) ASANA-PRAXIS

Superhelden-Sonnengruß

1. **Superhelden bereit! (Berghaltung – Tadasana)**
Stehe stark wie ein Superheld mit den Füßen fest auf dem Boden. Die Hände in die Hüften, die Brust stolz nach vorne, blickst du in die Ferne wie ein Held auf einer Mission: Ich bin bereit, die Welt zu retten!

2. **Die Sonnenstrahlen greifen (Arme hochstrecken)**
Strecke deine Arme nach oben, als würdest du die Kraft der Sonne einfangen. Spreize die Finger weit auseinander – die Energie fließt in deine Hände: Ich sammle meine Energie!

3. **Tiefer Power-Sprung (Vorwärtsbeuge – Uttanasana)**
Beuge dich nach vorne und bringe deine Hände Richtung Boden. Stell dir vor, du machst dich für einen riesigen Sprung bereit: Ich lade meine Sprungkraft auf!

4. **Der starke Schild (Brettpose)**
Springe oder steige mit den Beinen zurück in die Brettposition. Spann deinen Körper wie einen Superhelden-Schild an – stark und unbesiegbar: Ich bin geschützt und stark!

5. **Der donnernde Blitz (Knie-Brust-Kinn)**
Bringe die Knie, die Brust und das Kinn auf den Boden – wie ein Blitz, der einschlägt. Stell dir vor, du setzt deine Superkraft gezielt ein: Meine Superkraft ist präzise und stark!

6. **Der fliegende Superheld (Kobra – Bhujangasana)**
Drück dich mit den Händen hoch, öffne deine Brust und schau stolz nach vorne. Du fliegst durch die Lüfte und beobachtest die Welt unter dir: Ich beschütze die Welt!

7. **Das Superhelden-Versteck (Herabschauender Hund – Adho Mukha Svanasana)**
Komm in den herabschauenden Hund. Deine Hände und Füße sind fest am Boden, dein Körper bildet ein Dreieck. Hier findest du Kraft und Ruhe – das geheime Versteck des Helden: Ich bin geerdet und voller Kraft!

8. **Zurück in die Startposition (Vorwärtsbeuge)**
Geh oder spring mit den Füßen nach vorne in die Vorwärtsbeuge. Bereite dich darauf vor, deine nächste Mission zu starten: Ich bin bereit für alles, was kommt!

9. **Neue Energie tanken (Arme hochstrecken)**
Strecke dich erneut nach oben, nimm die Energie der Sonne auf und werde noch stärker: Ich bin voller Licht und Energie!

10. **Superhelden bereit! (Berghaltung)**
Zurück in die Berghaltung. Nimm dir hier einen Moment, um deine Stärke zu spüren: Ich bin ein Superheld und ich bin bereit für alles!

Anmerkung

Ich lade die Kinder ein, während der Bewegungen Geräusche wie „Woosh!" oder „Pow!" zu machen – das macht es noch lebendiger und spaßiger!

Alternativ zum Sonnengruß könnte man auch mit dem Kriegergang starten – eine Art Flow von Krieger I zu Krieger III in der Vorwärtsbewegung, kombiniert mit den folgenden Affirmationen:

- Krieger I: „Ich bin mutig."
- Krieger II: „Ich sehe mein Ziel." (Das Ziel ist hier die jeweilige Superkraft, die das Kind trainieren möchte.)
- Krieger III: „Ich habe alles in mir." bzw. „Ich kann das."

Wir greifen die in der Rederunde genannten Superkräfte auf und überlegen gemeinsam, wie wir diese als Asana (einzeln, als Paar oder in der Gruppe) darstellen können.

Ideen für mögliche Superkräfte

1. **Mut:** Zum Beispiel die Asana Löwe und die Kirtan Krya mit der Affirmation „Ich bin ganz mutig." verbinden (wir sprechen es insgesamt dreimal: Einmal laut, einmal flüsternd und einmal in Gedanken mit geschlossenen Augen. Dabei stellen wir uns vor, wie wir uns in einem bestimmten Moment mutig einer Herausforderung stellen.)
2. **Stärke:** Bretthaltung (Planke)
3. **Ruhe bewahren, wenn es brenzlig wird:** Asana Schildkröte und die Fünf-Finger-Atmung, bei der die Kinder eine Hand mit gespreizten Fingern vor sich halten und mit dem Zeigefinger der anderen Hand langsam den Daumen und die einzelnen Finger auf- und abfahren. Während der Aufwärts-Bewegung wird langsam eingeatmet und während der Abwärts-Bewegung wird langsam ausgeatmet.
4. **Vertrauen (als Gruppenübung):** Die Kinder bilden einen engen Kreis. Ein Kind steht in der Mitte, macht sich ganz steif und lässt sich nach vorne, zur Seite oder nach hinten fallen. Die Kinder im Kreis fangen das fallende Kind mit gestreckten Armen auf und geben ihm erneut einen kleinen Impuls in eine andere Richtung. Spannender wird es, wenn das Kind in der Mitte die Augen schließt.
5. **Super-Gespür:** Die Kinder bilden Paare und malen sich abwechselnd ein Symbol auf den Rücken. Sie versuchen zu erraten, was der Partner auf den Rücken gemalt hat.
6. **Super-Gehör:** Die Kinder sitzen im Kreis um die Klangschale herum. Die Yogalehrerin schlägt die Klangschale an. Die Kinder legen ein Ohr auf den Boden und lauschen, bis sie nichts mehr hören können. Wer nichts mehr hört, kommt nach oben zum Sitzen.
7. **Der Siebte Sinn:** Spiel „Daumen drücken"

Die Kinder sitzen oder liegen mit geschlossenen Augen. Jedes Kind ballt eine Faust, der Daumen zeigt jedoch nach oben. Die Yogalehrerin wählt heimlich zwei bis drei Kinder aus, die leise los schleichen und jeweils einen Daumen nach unten drücken dürfen. Danach setzen sie sich wieder an ihren Platz. Nun öffnen alle ihre Augen und dürfen raten, wer ihren Daumen gedrückt hat.

C) ENTSPANNUNG

Yoga Nidra „Reise zu deinen Superkräften“

Lege dich mit dem Rücken auf deine Yogamatte; wenn du magst, deck dich zu. Spüre mal, ob du gut und angenehm liegst. Wir machen jetzt eine Entspannungsreise zu deinen Superkräften. Nimm einen tiefen Atemzug und stell dir vor, du befindest dich in einer geheimen Höhle – deiner ganz persönlichen Superhelden-Höhle. Die Wände leuchten in deinen Lieblingsfarben und überall um dich herum funkelt es wie kleine Sterne. Hier bist du sicher, hier bist du ganz du selbst. Diese Höhle ist ein magischer Ort, an dem du all deine Superkräfte entdecken kannst. Spür deinen Körper ganz genau. Nimm die Füße wahr, die Beine, den Po, den ganzen Rücken, den Bauch, die Brust, komme zu den Händen, zu den Fingern, zu den Armen, den Schultern, zum Hals und zum Kopf.

…

Jetzt lausche auf Geräusche, die du in der Ferne hören kannst.

…

Nun lausche auf Geräusche in deiner Nähe.

…

Nimm jetzt deinen Atem wahr. Mit dem Einatmen hebt sich der Bauch ein bisschen. Mit dem Ausatmen senkt er sich. Fast als wäre ein Luftballon darin versteckt.

Während du dem Bauch so zuschaust, denk an all die tollen Dinge, die dich einzigartig und besonders machen – das sind deine Superkräfte. Vielleicht ist es deine Hilfsbereitschaft, dein Mut, deine Feinfühligkeit oder deine Fröhlichkeit, die dich zu etwas ganz Besonderem machen. Vielleicht fällt dir auch noch etwas viel Tolleres ein, was dich ausmacht.

…

Auch die Superkräfte, die du manchmal nicht so deutlich spüren kannst, die du dir wünschst, sind in dir. Alles, was du brauchst, was du dir wünschst, ist schon da. Denke jetzt an eine Superkraft, die du gerne mehr spüren möchtest, zum Beispiel Mut.

Überlege, welche Farbe zu dieser Superkraft am besten passt. Stell dir jetzt eine Murmel oder Kugel in genau dieser Farbe vor. Sie kann auch mehrere Farben haben für verschiedene Superkräfte. Die Murmel liegt ungefähr da, wo der Bauchnabel ist, und beginnt nun, durch den Körper zu rollen. Schau ihr genau zu – stelle dir das Körperteil, das genannt wird, vor und wiederhole in Gedanken den Namen.
Zuerst rollt die Kugel in das rechte Bein ... das linke Bein ...
Beide Beine schimmern jetzt in der Farbe deiner Kugel ...
Die Kugel rollt jetzt in den rechten Arm ... in den linken Arm ...
Beide Arme schimmern jetzt in der Farbe deiner Kugel ...
Beine und Arme schimmern ... der ganze Oberkörper ... der ganze Kopf ...
Lass die Kugel dahin rollen, wo sie am meisten gebraucht wird und schau, wie schön der Teil des Körpers nun schimmert.
Der ganze Körper leuchtet und schimmert nun in der Farbe deiner Superkraft – vom Kopf bis zu den Zehenspitzen – schau dir das Schimmern an – bis zum Kopf und den Fingerspitzen – der ganze Körper strahlt und schimmert.
Alles, was du brauchst, ist in dir. Sage dir dreimal in Gedanken: „Alles, was ich brauche, ist in mir."
Jetzt wird es langsam Zeit, zurückzukommen. Doch die Superkräfte, die du in deiner Höhle entdeckt hast, bleiben bei dir. Immer, wenn du sie brauchst, kannst du an diesen Moment denken und dich daran erinnern, dass alles in dir ist, was du brauchst.
Atme tief ein ... und wieder aus ... Spüre, wie dein Körper auf der Matte liegt. Bewege langsam die Finger und Zehen, strecke dich ein bisschen, wenn du möchtest. Öffne dann ganz langsam deine Augen.
Willkommen zurück, kleiner Superheld!
Bleib noch einen Moment ruhig liegen oder sitzen und erinnere dich an deine Superkräfte. Vielleicht möchtest du dir eine davon merken, die dir heute besonders wichtig ist. Sie ist immer da, wenn du sie brauchst.

D) ABSCHLUSSRUNDE

Welche Superkraft hast du heute in dir entdeckt?

E) VERABSCHIEDUNG

Hände in Namasté-Haltung: „Ich habe die Kraft!"

Deine Notizen

35

Yoga Nidra – Entspannung und Wärme im (Winter-)Alltag finden

von Franziska Meyer

Bitte mache dich für Yoga Nidra bereit.
Lege dich in Shavasana, in die Rückenlage. (Wenn es dir angenehmer ist, setze dich in einen bequemen Sessel.) Du kannst dich zudecken, wenn du möchtest.
Dein Körper ist gut ausgestreckt, dein Körpergewicht ist gleichmäßig verteilt.
Schließe deine Augen und lasse sie bis zum Ende von Yoga Nidra geschlossen.
Deine Fußspitzen fallen locker und entspannt nach außen. Die Handflächen zeigen nach oben, die Finger rollen sich leicht ein. Dein Kiefer ist entspannt, die Zunge ist entspannt.
Wir werden jetzt eine winterliche Entspannungsreise machen, den Schlaf der Yogis. Wenn es dich ein wenig fröstelt, spendet sie dir vielleicht viel Wärme.
Die Entspannung fühlt sich ein wenig so an wie das Gefühl, das du kurz vor dem Einschlafen hast. Dein Körper entspannt sich, du bleibst wach. Sage dir einmal in Gedanken: Ich mache jetzt Yoga Nidra. Ich bleibe während der ganzen Reise wach und folge nur der Stimme.
Nimm einen tiefen Atemzug und lasse mit dem Ausatmen alle Sorgen und Gedanken des Tages los.

Jetzt nimm mal deine Beine wahr, deinen ganzen Rücken, den Bauch, die Arme, die Schultern und deinen Kopf.
Achte jetzt auf die Geräusche in deiner Umgebung. Nimm zuerst die Geräusche aus der Ferne wahr ... und komme jetzt zu den Geräuschen hier im Zimmer.
Achte auf deinen Atem. Mit dem Einatmen hebt sich dein Bauch, mit dem Ausatmen senkt sich dieser.
Denke jetzt an dein Sankalpa, deinen positiven Satz, welcher dich auf deiner winterlichen Reise begleitet. Sage dir diesen Satz dreimal, mache dir ein inneres Bild und verwandle ihn in deinen Gedanken in eine zarte Schneeflocke, ganz weiß und still.
Komme jetzt zum Körper. Stell dir vor, dass dich diese Schneeflocke auf deiner winterlichen Reise durch deinen entspannten, warmen Körper begleitet. In deiner Wahrnehmung fällt sie sanft auf jeden Teil deines Körpers, welcher genannt wird. Das prickelt vielleicht ein bisschen, bevor sie auf deiner Haut und in deinen Gedanken dahinschmilzt.
Nun fallen die ersten Schneeflocken auf deine rechte Körperhälfte. Nimm deine rechte Körperhälfte wahr. Eine Schneeflocke rieselt auf deine rechte Hand ... eine weitere auf deinen Daumen ... Zeigefinger ... Mittelfinger ... Ringfinger ... kleiner Finger ... alle fünf Finger ... Handfläche ... Handrücken ... Handgelenk ... Unterarm ... Ellbogen ... Oberarm ... Schulter ... Achselhöhle ... Taille ... rechte Hüfte ... Oberschenkel ... Knie ... Unterschenkel ... Fußgelenk ... Ferse ... Fußsohle ... großer Zeh ... zweiter Zeh ... dritter Zeh ... vierter Zeh ... kleiner Zeh ... alle fünf Zehen ... auf den ganzen rechten Fuß ... auf die ganze rechte Körperseite ...
Überprüfe deine Achtsamkeit und komme zur linken Seite deines Körpers. In deiner Wahrnehmung fällt die Flocke und landet auf deiner linken Hand ... auf dem Daumen ... Zeigefinger ... Mittelfinger ... Ringfinger ... kleiner Finger ... alle fünf Finger... Handfläche ... Handrücken ... Handgelenk ... Unterarm ... Ellbogen ... Oberarm ... Schulter ... Achselhöhle ... Taille ... linke Hüfte ... Oberschenkel ... Knie ... Unterschenkel ... Fußgelenk ... Ferse ... Fußsohle ... großer Zeh ... zweiter Zeh ... dritter Zeh ... vierter Zeh ... kleiner Zeh ... alle fünf Zehen ... auf dem ganzen linken Fuß ... auf der ganzen linken Körperseite ...
Komme zur Rückseite des Körpers ... zur rechten Pohälfte ... linke Pohälfte ... rechtes Schulterblatt ... linkes Schulterblatt ... rechte Seite des Rückens ... linke Seite des Rückens ... der ganze Rücken ... die ganze Wirbelsäule ... die ganze Wirbelsäule vom Steißbein bis zum Kopf ... Nacken ... Hinterkopf ... die Krone des Kopfes ... die ganze Rückseite.

Komme zur Vorderseite. Die Schneeflocke berührt deine Stirn ... die rechte Schläfe ... linke Schläfe ... rechte Augenbraue ... linke Augenbraue ... rechtes Auge ... linkes Auge ... der Mittelpunkt zwischen den Augenbrauen ... rechtes Ohr ... linkes Ohr ... rechte Wange ... linke Wange ... rechtes Nasenloch ... linkes Nasenloch ... Nasenrücken... die ganze Nase ...die Nasenspitze... Oberlippe ... Unterlippe ... Zunge ... Kinn ... Hals ... rechte Brust ... linke Brust ... die ganze Brust ... Oberbauch ... Bauchnabel ... Unterbauch ... der ganze Bauch ... die ganze Vorderseite.
Komme zu den großen Teilen deines Körpers ... das ganze rechte Bein ... das ganze linke Bein ... beide Beine gleichzeitig ... der ganze rechte Arm ... der ganze linke Arm ... beide Arme zusammen ... Beine und Arme zusammen ... der ganze Rumpf ... der ganze Kopf ... der ganze Körper ... DER ganze Körper ... DER ganze Körper.
Nimm den ganzen Körper wahr vom Kopf bis zu den Zehenspitzen ... zurück zum Kopf ... zu den Fingerspitzen ... spüre noch einmal die Schneeflocken auf deinem ganzen Körper ... auf DEM ganzen Körper.
Jetzt lenke deine Aufmerksamkeit zu den Punkten, wo Körper und Boden (oder Sessel) sich berühren. Werde dir dieser Berührungspunkte ganz bewusst. Vielleicht spürst du eine hauchdünne Schneedecke unter dir, ein wenig wie Puderzucker.
Beobachte jetzt den Atem. Verändere den Rhythmus nicht. Der Atem ist ganz natürlich.
Erinnere dich jetzt an dein Sankalpa, deinen Powersatz und Begleiter auf dieser winterlichen Reise. Wiederhole den gleichen Satz, welchen du schon zu Beginn von Yoga Nidra für dich gefunden hast, dreimal achtsam und mit festem Vertrauen.
Yoga Nidra kommt jetzt zum Ende und du wirst dich langsam von deiner inneren Reise und dem leichten Schneefall verabschieden und dich wieder der äußeren Welt nähern. Lasse die Augen noch geschlossen.
Nimm den Boden unter dir wahr. Nimm die Geräusche im Raum wahr. Nimm den ruhigen und gleichmäßigen Atem wahr. Nimm den ganzen Körper wahr. Atme ein und mit dem Ausatmen beginnst du, dich langsam zu bewegen. Beginne bei den Füßen und Händen ... dann die Arme und Beine ... Schultern ... den ganzen Körper. Lass dir Zeit.
Rolle dich mit geschlossenen Augen auf die linke Seite deines Körpers und wenn du soweit bist, setze dich langsam auf und öffne die Augen.

Deine Notizen

36

Yoga Nidra in der Schule

von Mona Bekteši

Einführung

Yoga Nidra in der Schule bietet Kindern und Jugendliche eine willkommene und innovative Auszeit vom hektischen Schulalltag und hilft ihnen, Stress zu vertreiben, neue Energie zu tanken und ihre Konzentration zu verbessern. Yoga Nidra fördert nicht nur die emotionale Intelligenz, Selbstwahrnehmung und Selbstwirksamkeit, sondern trägt auch zu einem harmonischen Klassenklima bei.

Vor Prüfungen aktiviert Yoga Nidra den inneren Champion, der Gedanken sortiert, Ängste bändigt und das Selbstbewusstsein stärkt. Kinder und Jugendliche lernen so, loszulassen und sich auf das Wesentliche zu konzentrieren – perfekte Voraussetzungen für die Klassenarbeit! So wirkt der Champions-Yoga-Nidra wie ein mentaler Aufräumdienst.

Und auf aufregenden Klassenfahrten lässt man mit Yoga Nidra den Tag ruhig ausklingen. Wenn alle zusammen in die Entspannungswolke eintauchen, schafft das ein besonderes Gemeinschaftsgefühl.

Yoga Nidra ist wie ein magischer Schalter, der das Wohlbefinden der Schüler stärkt, eine positive Atmosphäre kreiert und sich natürlich auch in allen anderen Situationen des Schulalltags einsetzen lässt.

Yoga Nidra auf Klassenfahrt: Abtauchen in die Entspannungswolke

Mit Yoga Nidra auf Klassenfahrt wird eine völlig neue Dimension eröffnet: Kinder und Jugendliche tauchen in die Tiefen der Entspannung und Selbstentdeckung ein. Diese Praxis stärkt das Vertrauen in die eigenen Kräfte.

Das gemeinsame Entspannen in der Gruppe schweißt die Schüler zusammen und verwandelt die Klassenfahrt in eine unvergessliche Erfahrung voller persönlicher Entfaltung und innerem Wachstum.

Wer möchte, etabliert Yoga Nidra als tägliches Ritual auf der Klassenfahrt - perfekt, um nach einem erlebnisreichen Tag neue Energie zu tanken. Mit dem Fokus auf Atmung, Körper und inneren Bildern beenden alle den Tag mit einem klaren Kopf und finden viel besser in den Schlaf.

Für Yoga Nidra benötigt man lediglich einen großen Raum mit Matten oder dicken Decken, in dem sich alle wohlfühlen können. Eine warme Decke in der kühleren Jahreszeit und ein leichtes Tuch im Sommer vermitteln ein Gefühl der Geborgenheit. Kerzen und Lampions schaffen eine besondere Atmosphäre. Für eine Extraportion Geborgenheit geht die Lehrkraft herum und deckt die Schüler zu. Jüngere Schüler nehmen gerne ihr Kuscheltier mit in die Entspannungswolke.

Mach's dir im Liegen so gemütlich wie möglich. Schnapp dir eine Decke, damit dir nicht kalt wird. Öffne deine Beine ein wenig, damit deine Füße entspannt auseinanderfallen können. Die Arme liegen entspannt zur Seite, Handflächen nach oben - so sinkst du wunderbar in die Unterlage ein und kannst für etwa 20 Minuten in die Ruhe abtauchen. Wenn du möchtest, schließe deine Augen.

Nimm dir einen Moment, um dir bewusst zu machen, wo du bist, wer noch im Raum ist und was heute so alles passiert ist. Klassenfahrten sind super, aber manchmal ist die Ruhe ein bisschen rar gesät.

Jetzt kommt eine Entspannungsübung, die „Schlaf der Yogis" heißt. Es ist eine Mini-Auszeit zum Abtauchen in die Entspannung. Stelle dir vor, du liegst geborgen und sicher in einer warmen, kuscheligen Wolke. Gib all dein Gewicht an die

Wolke ab und genieße es, getragen zu werden.
Suche dir einen Entspannungssatz, mit dem du noch tiefer in deine fluffige Wolke sinken kannst. Wie wäre es mit: „Ich fühle mich vollkommen ruhig und entspannt." oder „Ich genieße die Stille.". Vielleicht entdeckst du auch einen eigenen Satz. Wiederhole diesen Satz dreimal in deinem Inneren.

Wandere jetzt durch deinen ganzen Körper, während du auf deiner Wolke liegst.
Lasse jedes Körperteil tiefer in die Wolke sinken.
Deine Füße sinken in die Wolke.
Deine Beine sinken in die Wolke.
Dein Becken sinkt in die Wolke.
Dein Rücken sinkt in die Wolke.
Deine Arme sinken in die Wolke.
Und schließlich sinkt auch dein Kopf in die Wolke.
Dein ganzer Körper sinkt tief in die Wolke.

Nun richte deine Aufmerksamkeit auf deinen Atem. Nimm wahr, wo du ihn in diesem Moment wahrnehmen kannst: In deinem Bauch, an deinem Brustkorb oder im Rücken?

Wird dein Atem sanfter und langsamer? Wie fühlt sich der Atem in diesem Moment an, während du hier unter dem weiten Himmelszelt liegst?
Ruhig und doch lebhaft, ganz im Rhythmus deines Atems!

Atme fünfmal tief und bewusst durch deine Nase ein und aus. Nimm wahr, wie du den Atem kommen und wieder gehen lässt.

Ein aufregender Tag auf unserer Klassenfahrt liegt hinter uns. Die Sonne beginnt allmählich zu sinken und taucht den Himmel in ein Farbenmeer aus Orange, Pfirsich und Rosa, während du dem faszinierenden Farbenspiel zusiehst.

Stelle dir diesen bunten Abendhimmel vor, während dein ganzer Körper zur Ruhe kommt. Welche Farben kannst du dir in deinem Inneren vorstellen?

Die Natur bereitet sich allmählich auf die Nacht vor. Der Himmel wird langsam

dunkler, und alles wird sanfter und langsamer und ruhiger.
Schau mit deinem inneren Auge noch einmal in den weiten Nachthimmel: Welche Farben kannst du jetzt wahrnehmen?

Blicke in das tiefe Blau des Nachthimmels und stelle dir vor, wie eine sanfte Fee von einem strahlenden Stern zu deiner Wolke schwebt. Sie beugt sich zu dir und flüstert dir ins Ohr, dass du einen Wunsch frei hast:
Welchen Wunsch hegst du? Richte deinen Wunsch an die Fee und stelle dir vor, wie er in Erfüllung geht.

Die Fee haucht dir erneut etwas ins Ohr; sie fragt dich leise: Welchem Menschen in diesem Raum möchtest du einen Wunsch erfüllen? Was möchtest du dieser Person wünschen?
Richte diesen Wunsch in Gedanken an deine Person und stelle dir vor, dass auch dieser Wunsch in Erfüllung geht.

Stelle dir den Nachthimmel in seinem schönsten Dunkelblau vor, mit funkelnden und strahlenden Sternen sowie dem Mond, der ein sanftes Licht ausstrahlt, während du dich in deiner Entspannungswolke liegend und schwebend entspannst.

Erinnere dich an deinen Entspannungssatz und wiederhole ihn dreimal vor deinem inneren Auge.

Bringe die Aufmerksamkeit zurück zu deinem Körper und nimm ihn im Ganzen wahr.
Nimm deinen Atem wahr, wie er kommt und geht in seinem eigenen Rhythmus.
Nimm deine Gedanken und Gefühle wahr und bleibe noch so lange liegen, wie es dir angenehm ist.

Champions-Yoga-Nidra vor Klassenarbeiten: Mini-Auszeit für deine Entspannung und Power

Der *Champions-Yoga-Nidra* vor Klassenarbeiten ist ein kurzer Alltagszauber für die Nerven! Ein magischer Moment, um dem Leistungsdruck den Kampf anzusagen und sich in einen Gewinner zu verwandeln.

Hier wird das Selbstbewusstsein gestärkt, indem wir die Superkräfte der Selbsthilfe aktivieren, die in jedem von uns schlummern. So können alle mit voller Energie und Konzentration durchstarten und ihr inneres Potential entfalten.

Diese Mini-Auszeit hilft Ängste und Stress zu überwinden – und bringt eine ordentliche Portion Gelassenheit, Selbstvertrauen und das wunderbare Gefühl, ein Champion zu sein! Genau das können Kinder und Jugendliche gut gebrauchen!

Yoga Nidra wird damit zur Geheimwaffe für Selbstregulation und Leistungsoptimierung.

Idealerweise sollte der Champions-Yoga-Nidra mehrmals vor Prüfungen und herausfordernden Situationen geübt werden, damit die Kinder und Jugendliche den Ablauf wie im Schlaf beherrschen. Es versteht sich von selbst, dass die Zeit für Yoga Nidra nicht von der Arbeitszeit abgezogen wird.

Lass uns eine Mini-Auszeit einlegen, bevor die Klassenarbeit losgeht. In dir schlummert ein echter Champion, der dich beschützt und aufbaut. Mach dich bereit, diesen Champion in dir zu entdecken!

Setze dich aufrecht hin und stelle dir vor, du bist ein Champion! Wenn du möchtest, schließe deine Augen.

Deine Schultern entspannen sich, und ein sanftes Lächeln breitet sich auf deinem Gesicht aus. Du bist bereit, jede Herausforderung mit Gelassenheit und Entschlossenheit anzugehen. Denke daran: Du hast alles, was du brauchst, schon in dir.

Suche dir einen kraftvollen Satz, der dir ein echtes „Ich schaffe das!" Gefühl gibt. Vielleicht: „Ich spüre die Power in mir!" oder „Ich mag die Stille während Klassenarbeiten". Du kannst auch einen eigenen Satz nehmen.

Jetzt lass uns die Gewinner-Vibes durch deinen Körper schicken:

Beginne bei deinen Füßen – den kleinen Helden, die dich überall hintragen!
Wandere weiter zu deinen Beinen und spüre, wie sie sich anfühlen.
Komme zu deinem Becken: lass es ganz locker!
Konzentriere dich auf deinen Bauch und atme tief ein und aus – spüre deine Kraft!
Jetzt sind dein Rücken und deine Schultern dran – schau mal, ob sie auch ein bisschen leichter werden können!
Nimm deine Arme und Hände wahr – die fleißigen Helfer des Alltags.
Nimm dein Gesicht wahr! Entspanne alle Muskeln, als wärst du gerade an deinem Lieblingsort.

Hol deinen Atem dazu – deine Superkraft für Konzentration und Entspannung. Wo spürst du ihn?
Atme jetzt dreimal tief durch die Nase ein und länger aus.

Stelle dir jetzt vor, eine richtig gute Prüfung abzulegen. Nimm wahr, wie sich dein Körper jetzt dabei anfühlt. Bleibe einige Atemzüge bei diesem Gefühl. Genieße es.
Erinnere dich an deinen kraftvollen Satz und wiederhole ihn drei Mal vor deinem inneren Auge.

Atme dreimal tief durch deine Nase ein und aus. Lasse bei jeder Ausatmung alles los, was dich einschränkt. Denke daran, dass du deine innere Kraft jederzeit aktivieren kannst, um dir eine kräftige Portion Energie und Optimismus zu schenken!

Du bist jetzt bereit für die Klassenarbeit – ich wünsche dir viel Erfolg!

37

Superhelden-Yoga-Nidra für Kinder im Grundschulalter

von Viktoria Gansch

Für diejenigen unter den Lesenden, deren Neugierde hinsichtlich der Resilienz fördernden Effekte von Yoga Nidra im Laufe der Lektüre dieses Buches geweckt wurde, möchte ich eine Idee aufzeigen, wie Yoga Nidra mit Kindern im Grundschulalter möglich sein kann. Für Pädagoginnen und Pädagogen, Kinderyogalehrerinnen und -lehrer, für all diejenigen, die mit Kindern arbeiten und deren Ressourcenstärkung und Selbstwertbildung unterstützen möchten.

Der folgende Text „Superhelden-Yoga-Nidra" ist für Grundschulkinder im Alter von ca. sieben bis zehn Jahren angedacht. Bitte behalten Sie vor der Umsetzung unbedingt die aufgezeigten Kontraindikationen für Entspannungsverfahren im Hinterkopf (siehe mein Text im Theorieteil, Kapitel 19) und achten Sie darauf, ob das Kind Freude und Motivation aufbringen kann, mit Ihnen das „Superhelden-Yoga-Nidra" zu praktizieren.

Sollten Sie nach und nach an die Durchführung des gesamten „Superhelden-Yoga-Nidras" heranführen wollen, können Sie von Sitzung zu Sitzung in folgenden Schritten vorgehen:

- Erste Sequenz des „Superhelden-Yoga-Nidra“: schwarzer Text (analog den Yoga-Nidra-Stufen 1, 2, 10)
- Zweite Sequenz des „Superhelden-Yoga-Nidras“: schwarzer und grüner Text (analog den Yoga-Nidra-Stufen 1, 2, 3, 10)
- Dritte Sequenz des „Superhelden-Yoga-Nidras“: schwarzer und dunkelblauer Text (analog den Yoga-Nidra-Stufen 1, 2, 9, 10)
- Vierte Sequenz des „Superhelden-Yoga-Nidras“: gesamter Text (analog den Yoga-Nidra-Stufen 1, 2, 3, 4, 9, 10)

Ein umfassender Ablaufplan mit aufeinander aufbauenden Sitzungen, wie dieses spezielle „Superhelden-Yoga-Nidra“ im Einzel- oder im Gruppensetting gelingen kann, befindet sich momentan noch im Entstehungsprozess. Mittels verschiedener Methoden soll ein Kursblock konzipiert werden, der zu einer ganzheitlichen Resilienzförderung der praktizierenden Grundschulkinder führen soll. Aspekte der Psychoedukation, Ressourcenarbeit, Selbstreflexion, Selbstwertstärkung, Achtsamkeit, Glaubenssatzarbeit, Körperwahrnehmung und der Aufbau adäquater Emotionsregulationsstrategien werden beispielsweise Einzug in das Konzept erhalten. Da es sich momentan noch in der Rohfassung befindet, können Sie einstweilen den Text „Superhelden-Yoga-Nidra“ für die Arbeit mit ihrer Zielgruppe nutzen.

Viel Freude bei der Anwendung des folgenden Textes „Superhelden-Yoga-Nidra“ zum Aufladen der Superkräfte der Ihnen anvertrauten Kinder!

Superhelden-Yoga-Nidra zum Aufladen der Superkräfte

Lege dich mit dem Rücken auf deine Yogamatte; wenn du magst, deck dich zu.
Spüre mal, ob du gut und angenehm liegst.
Wir werden jetzt eine Entspannungsreise machen, den Schlaf der Yogis.
*Das ist die Lieblingsübung vieler Superheld*innen,*
um ihre Superkräfte nach einem anstrengenden Tag wieder aufzuladen.
Wenn du dich wohl dabei fühlst, schließe die Augen während der gesamten Übung.

Die Entspannung fühlt sich ein bisschen so an, wie das Gefühl, das du kurz vor dem Einschlafen hast.
Auch wenn der Körper sich entspannt, bleibst du wach.
Sage dir einmal in Gedanken:
Ich mache jetzt Yoga Nidra. Ich bleibe während der ganzen Übung wach.
Nimm einen tiefen Atemzug und lasse mit dem Ausatmen alle Anstrengung des Tages aus dir hinaus fließen.
Dann nimm mal die Füße wahr, die Beine, den Po, den ganzen Rücken, den Bauch, die Brust.
Komme zu den Händen, zu den Fingern, zu den Armen, den Schultern, zum Hals und zum Kopf.
...
Jetzt lausche auf Geräusche, die aus der Ferne zu dir kommen.
...
Nun lausche auf Geräusche, die aus der Nähe kommen.
...
Nimm jetzt deinen Atem wahr.
Mit dem Einatmen hebt sich der Bauch ein bisschen.
Mit dem Ausatmen senkt er sich.
Fast so, als wäre ein Luftballon darin versteckt.
Jetzt denke an deinen Powersatz: Ich bin stark, ich schaffe das!
Das, was du dir vornimmst, wird mit Sicherheit toll werden.
Jetzt lasse den Powersatz gehen und

komme zu deinem Körper.
Denke genau an den Teil des Körpers, den du gleich hören wirst
und wiederhole den Namen des Körperteils in Gedanken.
Stell dir nun das jeweilige Körperteil vor.
Das ganze rechte Bein ... das ganze linke Bein ...
beide Beine gleichzeitig ... der ganze rechte Arm ...
der ganze linke Arm ... beide Arme zusammen ...
Beine und Arme zusammen ... der ganze Rumpf ...

der ganze Kopf ... der ganze Körper ... DER ganze Körper ...
DER ganze Körper ...
Nimm den ganzen Körper wahr vom Kopf bis zu den Zehenspitzen ...
zurück zum Kopf ... zu den Fingerspitzen ...
den ganzen Körper ... DEN ganzen Körper ...

Erinnere dich jetzt an deinen Powersatz: Ich bin stark, ich schaffe das!
Wiederhole diesen Satz dreimal, mit viel Vertrauen und sehr achtsam.
...

Yoga Nidra kommt jetzt zum Ende und du wirst langsam
wieder zurück nach außen kommen,
mit dem Wissen, dass deine Superheldenkraft nun wieder aufgetankt ist.
Beginne nun, den Körper wieder zu bewegen.
Zuerst die Füße ... die Hände ... die Beine ... die Arme ... die Schultern ... den Kopf ...
Räkle und strecke dich.
Drehe dich nach links und nach rechts.
Wenn du ganz wach bist, setze dich langsam auf und öffne die Augen.

38

Yoga Nidra für Jugendliche

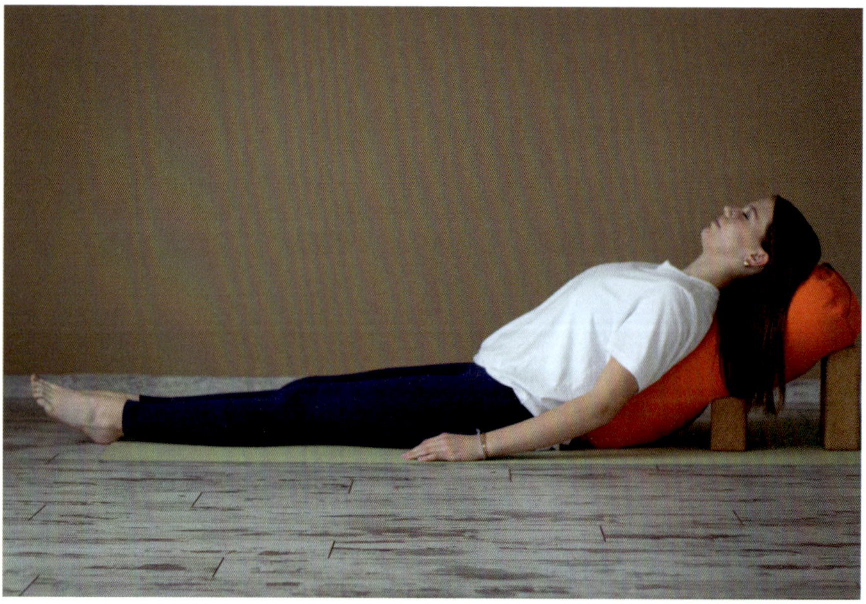

Lege dich mit dem Rücken auf deine Yogamatte; wenn du magst, deck dich zu. Der ganze Körper ist ausgestreckt. Spüre mal, ob du gut und angenehm liegst. Wir werden jetzt eine Entspannungsreise machen, den Schlaf der Yogis. Die Entspannung fühlt sich ein bisschen so an wie das Gefühl, das du kurz vor

dem Einschlafen hast. Auch wenn der Körper sich entspannt, bleibst du wach. Sage dir einmal in Gedanken: Ich mache jetzt Yoga Nidra. Ich bleibe während der ganzen Übung wach.

Nimm einen tiefen Atemzug und lasse mit dem Ausatmen alle Sorgen und Gedanken des Tages aus dir hinaus fließen. Dann nimm mal die Füße war, die Beine, den ganzen Rücken, den Bauch, die Brust, komme zu den Händen, zu den Armen, den Schultern, zum Hals und zum Kopf. ... Jetzt höre auf Geräusche, die aus der Umgebung zu dir kommen. ... Nimm jetzt deinen Atem wahr. Mit dem Einatmen hebt sich der Bauch ein bisschen. Mit dem Ausatmen senkt er sich. Jetzt denke an deinen Powersatz. Sage dir diesen Satz dreimal mit dem Wissen, dass er weiter wachsen darf. ... Das, was du dir so vornimmst, wird mit Sicherheit toll werden. ... Jetzt lasse deinen Powersatz gehen.

Komme nun zum Körper. Lenke die Wahrnehmung zu dem Körperteil, der genannt wird, und wiederhole in Gedanken den Namen. Stell dir das jeweilige Körperteil vor. Lenke die Wahrnehmung in die rechte Körperseite ... zur rechten Hand ... Daumen ... Zeigefinger ... Mittelfinger ... Ringfinger ... kleiner Finger ... Unterarm ... Oberarm ... Schulter ... Oberschenkel ... Unterschenkel ... Ferse ... Fußsohle ... die Fußzehen ... der ganze rechte Fuß ... die ganze rechte Körperseite ...

Überprüfe deine Achtsamkeit und komme zur linken Seite des Körpers. Wiederhole die Namen gedanklich. Komme zur linken Hand ... Daumen ... Zeigefinger ... Mittelfinger ... Ringfinger ... kleiner Finger ... Unterarm ... Oberarm ... Schulter ... Oberschenkel ... Unterschenkel ... Ferse ... Fußsohle ... die Fußzehen ... der ganze linke Fuß ... die ganze linke Körperseite ...

Lenke die Aufmerksamkeit jetzt zu den Punkten, wo Körper und Fußboden sich berühren. Werde dir dieser Berührungspunkte ganz bewusst. Die Fersen und der Boden. Die Waden und die Berührung mit dem Boden. Rückseite der Oberschenkel und der Boden. Po und Fußboden. Bestimmte Punkte des Rückens und der Boden. Handrücken und der Boden. Arme und der Boden. Hinterkopf und der Fußboden. Versuche alle Stellen des Körpers, die den Boden berühren, gleichzeitig wahrzunehmen, so als könntest du sie in einem Bild sehen. Beobachte jetzt den Atem, ohne den natürlichen Rhythmus zu verändern.

Schaue der Bewegung des Bauches zu. Mit dem Einatmen hebt er sich. ... Mit dem Ausatmen senkt er sich. ... Betrachte die Bewegung, die durch Atmung entsteht. ... Beginne nun damit, die Atemzüge zu zählen. Beginne bei 5 und zähle rückwärts – 4, 3, 2, 1.

Du wirst jetzt gegensätzliche Gefühle wahrnehmen, das passiert nur in deinen Gedanken. Außen um dich herum verändert sich nichts, es ist ausschließlich die Wahrnehmung, die sich verändert. Der Körper ist ganz schwer, schwer wie ein Stein. Der Körper ist so schwer, dass er immer mehr zum Boden sinkt. Jetzt stell dir eine Feder vor. Der Körper ist leicht, schwerelos. Leicht wie eine Feder. Jeder Teil des Körpers ist leicht, so leicht, dass er schwebt. Jetzt stelle dir noch einmal den Stein vor. Schwer, der Körper ist ganz schwer. ... Leicht, schwerelos, der ganze Körper ist leicht wie eine Feder. Und auch diese Wahrnehmung veränderst du. Hole dir ein glückliches Gefühl. Erinnere dich an etwas, dass dich total glücklich gemacht hat. ... Du kannst diese Empfindung jederzeit in dir wachrufen.

Stell dir einen Raum vor hinter den geschlossenen Augen. Es der Raum deines Bewusstseins. Du schaust in einen weiten Raum. Hier kannst du deine besonderen Talente entdecken. Entdecke all die tollen Dinge, die dich ausmachen. Manchmal wissen wir gar nicht welche Talente alle in uns stecken. Nimm dir Zeit, deine zu entdecken. Vielleicht kannst du gut zuhören. Vielleicht bist du feinfühlig. Vielleicht kannst du eine Sportart besonders gut. Vielleicht bist du kreativ, ob Malen, Zeichnen, Schreiben oder Basteln. Vielleicht hast du immer spannende Ideen. Was auch immer es ist, sicher hast du eine ganze Menge toller Fähigkeiten. Wahrscheinlich mehr als du denkst.
Erinnere dich jetzt an deinen Powersatz. Sage dir den gleichen Satz, den du zu Beginn von Yoga Nidra gesagt hast, und verändere ihn nicht. Wiederhole diesen Satz dreimal, mit viel Vertrauen und sehr achtsam.
Yoga Nidra kommt jetzt zum Ende und du wirst langsam wieder zurück nach außen kommen. Beginne nun, den Körper wieder zu bewegen. Schau, wo die Bewegung beginnen mag. Dann strecke dich und mache Bewegungen, die dir jetzt guttun. Wenn du so weit bist, komm langsam zum Sitzen nach oben und öffne deine Augen.

Liebe Leserin, lieber Leser,

wir hoffen, Ihnen hat dieses Buch gefallen.

Die Autorin und wir als Verlag freuen uns sehr über eine kurze Rezension – ob bei Amazon, Ihrem Online-Buchhändler des Vertrauens oder auf Social Media.

Mit Ihrem Feedback unterstützen Sie den Autor und uns als Verlag.

Vielen Dank,
Ihr Team vom **Meyer & Meyer Verlag**

V Anhang

Danksagung

Allen voran erst einmal ein Danke an dich! Du hast dieses Buch gekauft und trägst dazu bei, dass ich tun kann, was mich erfüllt. Dies ist mein sechstes Buch und ich hätte vor einigen Jahren niemals gedacht, dass ich so viele Bücher schreiben werde, deshalb hier auch ein großes Dankeschön an den Meyer & Meyer Verlag, wo man seit meinem ersten Buch an mich geglaubt und mich unterstützt und begleitet hat.

Und auch wenn Worte oft nicht ausreichen, um auszudrücken, was mir die Unterstützung meiner Wegbegleiter bedeutet, will ich es hier versuchen:

Silke, du bist Soulsister, Wegbegleiterin und Mutmacherin für mich. Du hast mich immer unterstützt und an mich geglaubt. Du hast so unglaublich viele Talente, ob als Texterin, Fotografin oder Yogalehrerin. Du findest immer die richtigen Worte und siehst Menschen in ihrer wahren Schönheit. Das hast du beim Fotografieren der Kinder und Jugendlichen wieder gezeigt. Danke für unsere zauberhaften Bilder. Danke für dich!

Mona, mit dir schreibe ich so unfassbar gerne. Es ist leicht, produktiv und mit viel Freude verbunden. Ich liebe unsere gemeinsamen Zoom-Treffen mit bunten Augenbrauen und anderem Schabernack, bei denen doch immer so viel Tolles entsteht! Wir teilen alle Emotionen, die so ein Schreibprozess in petto hat, auch dafür Danke. Mit dir immer wieder gerne und jederzeit! Ich freue mich auf viele weitere Projekte mit dir.

Michael, du bist nicht nur seit 30 Jahren als Partner an meiner Seite, sondern auch Unterstützter, Begleiter und manchmal auch Aufpasser. Du hast dich mit meinen Macken, mit meiner Neugierde und mit meinem unbändigen Wissensdurst arrangiert und hilfst, wo du kannst. Danke für unser gemeinsames Leben und Arbeiten.

Viktoria, du Tolle. Du verfügst nicht nur über ein profundes Wissen, sondern auch über eine solche Feinheit und Tiefe in der Gemeinschaft mit Menschen. Ich wünschte manchmal, du könntest dich mit meinen Augen sehen! Danke, dass du den therapeutischen Teil übernommen hast und mein Buch mit deiner Expertise aufwertest. Danke für dein Wirken. Ich wünsche allen Kindern und Jugendlichen eine Viktoria!

Melanie, du hast deine Passion zum Beruf und dich auf den Weg gemacht: Immer der Nase nach. Du hast tolle Ideen und verbindest die Dinge wunderbar leicht und freudvoll für die Kinder. Danke für deine duften Ideen und für dein Wirken. Danke, dass du ein Teil dieses Buches bist.

Kathrin, viele Jahre sind wir nun schon verbunden. Kinderyoga hat uns zusammengeführt und ich durfte dich ein Stück dieses Weges begleiten, dafür ein großes Danke und ich hoffe, du bist mindestens genauso stolz auf dich wie ich. Schau dir deine tolle Arbeit an und wie vielen Kindern und Jugendlichen du schon eine hilfreiche Wegbegleiterin warst und bist! Danke dafür, auch im Namen der Kinder.

Franziska, danke dass du Michael und mir dein Vertrauen geschenkt hast. Deine sanfte Art hat mich begeistert und ich bin dankbar, dass du deine Arbeit in diesem Buch vorstellst. Ich freue mich auf weitere Begegnungen!

Nina, mit deinem großen Herzen, feinsinnig und tiefgründig, tust du deine Arbeit mit Kindern und Jugendlichen. Du bist ein Vorbild und einfach eine tolle Frau! Danke, dass du die Welt ein bisschen besser machst. Danke für dein Sein.

Angela, mein bestes Blind-Date ever. Was bin ich dankbar, dass wir beide so mutig waren und uns, ohne uns zu kennen, zur gemeinsamen Fahrt zum Workshop von Patrick Broome verabredet haben (also falls du das hier liest, Patrick: Wir sagen Dankeschön!). Dein Studio bietet nicht nur mir einen Wohlfühlort. Deine Yogastunden und Workshops sind angefüllt mit deiner großen Expertise und vor allem deinem großen Herz! Danke, dass wir wieder einmal bei dir shooten durften.

Danke an meine zauberhaften Fotomodelle (und deren Eltern). Danke Helene, Felicitas, Julian, Samuel und Joshua. Vergesst nie, dass ihr großartig seid. Ihr seid viel mehr, als wir Erwachsene euch sagen können!

Danke, Fee, für deine zarten und zugleich kraftvollen Illustrationen. Ich bin immer wieder verliebt in deine Bilder. Danke, dass sie auch in diesem Buch wieder dabei sind!

Danke an meine Eltern Peter und Anne; ohne Euch gäbe es mich nicht, Ihr seid immer an meiner Seite und habt stets an mich geglaubt. Ihr seid Schutzraum, Heimat und manchmal auch meine besten Kritiker.

Danke an meinen wunderbaren Sohn Louis. Du bist für mich ein großer Lehrer. Du gehst deinen Weg mit Souveränität und Klarheit - lass dich nie beirren. Du kannst alles schaffen. Grenzen existieren meist in den Köpfen der anderen, lass sie nicht zu deinen werden. Du bist ein Geschenk für diese Welt und wir werden bestimmt noch einiges von dir lesen und vielleicht auch sehen dürfen! Danke, dass ich deine Mum sein darf!

Danke, Benjamin, du bist Herzmensch, Freund, Kollege, Mitstreiter durch Höhen und Tiefen. Danke für deine Unterstützung in den Ausbildungen und darüber hinaus. Danke für deine Freundschaft und deine Liebe zum Tun! Danke, dass du die Welt der Kinder, auch durch Moment.mal e. V., ein bisschen schöner machst! „Be beautiful. Be yourself!" (Tich Nath Hanh)

Danke, Marc, du hast die Liebe zu Yoga Nidra entfacht und mir ein spannendes neues Feld des Lernens, Forschens und eigenen Entspannens eröffnet.

Danke an all meine Lehrer, Schüler und Wegbegleiter. Die letzten 30 Jahre waren manchmal ein wilder Ritt. Ich habe von und mit jedem von euch lernen dürfen. Danke für euer Wissen und euer Vertrauen. Danke, dass Ihr mich herausgefordert habt. Ohne euch wäre ich heute nicht hier an diesem Punkt. Danke, dass ich tun darf, was ich tue.

Über die Autorin

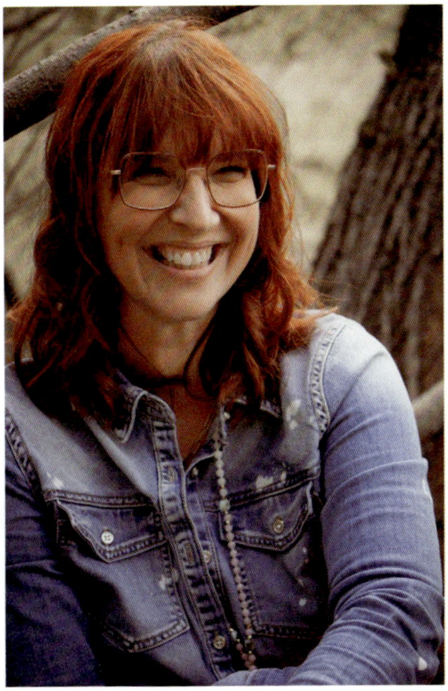

Sandra Walkenhorst, Jahrgang 1975, ist verheiratet und Mutter eines erwachsenen Sohnes. Sie lebt mit ihrer Familie in der Nähe von Darmstadt und einen Teil des Jahres auf Mallorca. Die Diplom-Sozialpädagogin arbeitete 21 Jahre lang als Lehrerin an einer Schule mit Förderschwerpunkt geistige Entwicklung. Heute ist sie in Teilzeit Teamleiterin bei einem Träger der Jugendhilfe für Schulbegleitung/Teilhabeassistenz. Seit 2010 legt sie außerdem als selbstständige Yogalehrerin ihren Schwerpunkt auf Kinder und Jugendliche und bildet seit 2015 im Bereich Kinderyoga aus. Bücher, Aus- und Weiterbildungen oder Coachings – in ihrer Tätigkeit als Yogalehrerin, -ausbilderin, -coach und Autorin geht sie vollkommen auf. Ihr von Energie und Liebe geprägtes Tun ist geleitet von der Intention, etwas bewegen und verändern zu wollen, ganz besonders im Bildungs- und Schulsektor.

Angetrieben von einer immerwährenden Neugierde lernt sie ständig dazu, bildet sich selbst fort und lässt all ihr Wissen und ihre Erfahrungen in ihre sich stetig weiterentwickelnde Arbeit einfließen.

Sandra bietet Aus- und Weiterbildungen im Bereich Kinderyoga, Yoga für Jugendliche, Thai-Kinderyoga, Yoga-Coaching, Inklusivem Yoga und Yoga Nidra für Kinder und Jugendliche an.

Mehr über Sandra Walkenhorst findest du unter: **sandra-yoco.de**

Literaturverzeichnis

Annies, S. (2024). *Selbstwertübungen. Ein Arbeitsbuch für die Psychotherapie von Kindern, Jugendlichen und Erwachsenen.* Stuttgart: Schattauer.

AOK (2021). *FOMO: Was kann man gegen die Angst, etwas zu verpassen, tun?* Zugriff am 03. Januar 2025 unter https://www.aok.de/pk/magazin/koerper-psyche/psychologie/jomo-gegen-fomo-tipps-gegen-die-fear-of-missing-out/

Bekteši, M. & Walkenhorst, S. (2023). *Achtsamkeit und Entspannung in der Schule: Praktische Übungen für den Unterricht - Das 4-Wochen-Programm für alle Schulstufen.* Aachen: Meyer & Meyer.

BVKJ.: Berufsverband der Kinder- und Jugendärzt*innen (o. J.) (Hrsg.). *Konzentrationsstörungen.* Zugriff am 03. Januar 2025 unter https://www.kinderaerzte-im-netz.de/krankheiten/konzentrationsstoerungen/ursachen/

Bowlby, J. (2021). *Bindung als sichere Basis: Grundlagen und Anwendung der Bindungstheorie* (5. Auflage). München: Ernst Reinhardt Verlag.

Calicchio, S. (2023). *Albert Bandura und der Faktor Selbstwirksamkeit: Eine Reise in die Psychologie des menschlichen Potenzials durch das Verständnis und die Entwicklung von Selbstwirksamkeit und Selbstwertgefühl.* Kindle Ausgabe.

Clouth, N. (2024). E*ntspannung für Kinder. Wie Kinder bei Stress im Alltag Ruhe finden.* Zdfheute. Zugriff am 03. Januar 2025 unter https://www.zdf.de/nachrichten/ratgeber/gesundheit/entspannung-kinder-tipps-100.html

Crone, E. (2011). *Das pubertierende Gehirn. Wie Kinder erwachsen werden.* München: Droemer.

Cuno, A. & Richter, T. (2023). *Yoga in der Psychotherapie.* München: Ernst Reinhardt.

Datta, K., Bhutambare, A., V. L. M., Narawa, Y., Srinath, R. & Kanitkar, M. (2023). *Improved sleep, cognitive processing and enhanced learning and memory task accuracy with Yoga nidra practice in novices.* PLoS ONE, 18 (12). Zugriff am 16. Oktober 2024 unter https://doi.ord/10.1371/journal.pne.0294678.

Derra, C. (2021). *Körperorientierte Entspannungstechniken.* Stuttgart: Kohlhammer.

Drimalla, H. (2011). *Die Wurzeln der Gefühle. dasGehirn.info.* Zugriff am 03. Januar 2025 unter https://www.dasgehirn.info/denken/emotion/die-wurzeln-der-gefuehle

Dunemann, A., Weiser, R. & Pfahl, J. (2021). *Traumasensibles Yoga - TSY. Posttraumatisches Wachstum und Entwicklung von Selbstmitgefühl* (3. Auflage). Stuttgart: Klett-Cotta.

Ekman, P. (2016). *Gefühle lesen.* (2. Auflage). Heidelberg: Springer

Epstein, R. (2008). *Der Mythos vom Teenager-Gehirn. Spektrum.de.* Zugriff am 09. März 2025 unter https://www.spektrum.de/pdf/gug-08-1-s024-pdf/913905?file

Fatke, R. (Hrsg.). (2016). *Jean Piaget: Meine Theorie der geistigen Entwicklung* (4. Auflage). Weinheim: Beltz Verlag.

Geisler, U. & Muttenhammer, J. (2016). *Achtsamkeitsübungen mit Kindern und Jugendlichen in der Psychotherapie.* Paderborn: Junfermann.

Gelb, M. & Gelb, D. (2020). *ADS/ADHS: Ein Ratgeber für Eltern Pädagogen und Therapeuten* (2. Auflage). Verlag Schulz-Kirchner.

Grawe, K. (1995). *Grundriss einer Allgemeinen Psychotherapie.* Psychotherapeut, 40, 130–145.

Guth, B & Schulte, D (2009). *Familie im Umbruch – Kindheit heute. Familienmodelle, Alltagsorganisation, Schule.* Televizion, 22.

Härle, D. (2020). *Traumasensitives Yoga für Kinder. Yogapower für ein selbstsicheres Körpergefühl und mehr Selbstwirksamkeit.* Göttingen: Vandenhoeck & Ruprecht.

Hatt, H. & Dee, R. (2010). *Niemand riecht so gut wie du: Die geheimen Botschaften der Düfte.* (5. Auflage) München: Piper Verlag GmbH.

Hattie, J. (2020). *Lernen sichtbar machen für Lehrpersonen* (4. unveränderte Auflage). Baltmannsweiler: Schneider Verlag Hohengehren.

Heidenreich, T. & Chmitorz, A. (2022). *Entspannung.* Göttingen: Hogrefe.

Heine, M. (2021). *Krass, 500 Jahre deutsche Jugendsprache* (1. Auflage). Verlag Duden.

Heller, J. (2017). *So bin ich stark: Gut aufgestellt mit dem inneren Team* (3. Auflage). Kösel-Verlag.

Herber, S. & Zimmermann, E. (2018). *Aromatherapie für Kinder.* Stuttgart: Verlag Eugen Ulmer.

Hüther, G. (2010). *Bedienungsanleitung für ein menschliches Gehirn.* Göttingen: Vandenhoeck & Ruprecht.

Juchmann, U. (2020). *Achtsamkeitsbasierte Psychotherapie bei Depressionen und Ängsten.* MBCT in der Praxis. Weinheim: Beltz.

Kabat-Zinn, J. (2011). *Gesund durch Mediation: Das vollständige Grundlagenwerk zu MBSR* (7. Auflage). München: O.W. Barth.

Kettenring, M. (2020). *Hausapotheke Ätherische Öle* (8. Auflage). Mittelberg: Joy Verlag.

Krampen, G. (2013). *Entspannungsverfahren in der Therapie und Prävention* (3. Auflage). Göttingen: Hogrefe.

Krishnamurti, J. (2015). *Das Licht in uns: Über wahre Meditation. (Neubearbeitung).* Berlin: edition steinrich.

Kubesch, S. (Hrsg.). (2016). *Exekutive Funktionen und Selbstregulation* (2. aktualisierte und erweiterte Auflage) Bern: Hogrefe.

Lerch, Ch. (2017). *Kinder entdecken ihre innere Kraft. Integrative Imaginationsarbeit (2. Edition).* Freiburg: Arbor-Verlag.

Lewine, P. A. & Klein, M. (2005). *Verwundete Kinderseelen heilen* (13. Edition). München: Kösel-Verlag.

Ludwig-Maximilians-Universität München (Hrsg.) (2019) *Marshmallow-Test doch bestätigt.* Zugriff am 03. Januar 2025 unter https://www.lmu.de/de/newsroom/newsuebersicht/news/marshmallow-test-doch-bestaetigt.html

Maquiere, N. (2020). *Mein Körper sendet ein Signal: Kindern helfen, Emotionen zu erkennen und Gefühle auszudrücken.* VLB.

Maschke, S. (2011). *Eriksons Entwicklungspsychologie. Lernstationen für den Pädagogikunterricht* (1. Edition). Bielefeld: WBV Media.

Max-Planck-Gesellschaft (Hrsg.) (2008). *Unbewusste Entscheidungen im Gehirn.* Zugriff am 03. Januar 2025 unter: https://www.mpg.de/562931/unbewusste entscheidungen-im-gehirn

Meibert, P. (2016). *Achtsamkeitsbasierte Therapie und Stressreduktion MBCT/MBSR.* München: Ernst Reinhardt.

Michalak, J., Meibert, P. & Heidenreich, T. (2018). *Achtsamkeit üben. Hilfe bei Stress, Depression, Ängsten und häufigem Grübeln.* Göttingen: Hogrefe.

Miller, R. C. (2015). iRest Program for Healing PTSD. *A Proven-Effective Approach to Using Yoga Nidra Meditation & Deep Relaxation Techniques to Overcome Trauma.* Oakland: New Harbinger Publications.

Nilsson, R. (o. J.). *Pictures of the brain's activity during Yoga Nidra. HAA International Retreat Center.* Zugriff am 03. Januar 2025 unter https://www.yogameditation.com/reading-room/pictures-of-the-brains-activity-during-yoga-nidra/

Patanjali (2007). *Die Wurzeln des Yoga* (12. Auflage). München: O.W. Barth.

Petermann, U. (2023). *Die Kapitän Nemo Geschichten. Geschichten gegen Angst und Stress* (22. Auflage). Göttingen: Hogrefe.

Polyvagal Akademie (Hrsg.) (o. J.) *Grundlagen der Polyvagal-Theorie.* Zugriff am 3. Januar 2025 unter https://polyvagal-akademie.com/kritik

Porges, S. (2023). *Die Polyvagaltheorie und die Suche nach Sicherheit: Traumabehandlung, soziales Engagement und Bindung* (5. Auflage). Lichtenau: C. P. Probst Verlag

Reeker-Lange, C., Aden, P. & Seyffert, S. (2018). *Handbuch der Progressiven Muskelentspannung für Kinder.* Stuttgart: Klett Cotta.

Renz-Polster, H. (2009). *Kinder verstehen. Born tob e wild: Wie die Evolution unsere Kinder prägt* (9. überarbeitete Auflage). München: Kösel-Verlag.

Rosenberg, M. (2007). *Erziehung, die das Leben bereichert* (3. Auflage). Paderborn: Junfermannsche Verlagsbuchhandlung.

Rosenberg, M. (2016). *Gewaltfreie Kommunikation, eine Sprache des Lebens* (12. Edition). Paderborn: Junfermann Verlag.

Rosenberg, S. (2022). *Der Selbstheilungsnerv: So bringt der Vagus-Nerv Psyche und Körper ins Gleichgewicht* (13. Auflage). Kirchzarten: VAK Verlag.

Schneider, W. & Lindenberger, U. (2018). *Entwicklungspsychologie.* Weinheim: Beltz-Verlag.

Satyananda (2016). *Yoga Nidra* (4. Auflage). Köln: Ananda Verlag.

Schulz von Thun, F. (2019). *Miteinander reden 1-4* (1. Auflage). Hamburg/Berlin: Rowohlt Taschenbuch.

Schulz von Thun, F. & Stegemann, W. (2004). *Das innere Team in Aktion. Praktische Arbeit mit dem Modell* (12. Edition). Hamburg/Berlin: Rowohlt Taschenbuch.

Seligman, M. & Stehen, T. (2005). *Positive Psychology Progress: Empirical Validation of Interventions.* Zugriff am 19.03.2025 über https://www.researchgate.net/publication/7701091_Positive_Psychology_Progress_Empirical_Validation_of_Interventions

Siegel, D. (2010). *Wie wir werden, die wir sind. Neurobiologie & die Entwicklug des Menschen in Beziehungen* (2. Auflage). Paderborn: Junfermann Verlag

Skuban, R. (2011). *Patanjalis Yogasutra* (2. Auflage). München: Arkana.

Skuban, R. (2020). *Die Bhagavad Gita. Das Weisheitsbuch fürs 21. Jahrhundert* (6. Auflage). München: dtv Verlagsgesellschaft.

Sonntag, A. (2016). *Stressbewältigung durch Meditation. Eine Einführung für Psychologen, Berater und soziale Berufe.* Wiesbaden: Springer.

Speck, V. (2013). *Training progressiver Muskelentspannung für Kinder* (2. Auflage). Göttingen: Hogrefe.

Sriram, R. (2006). *Patanjali - das Yogasutra* (2. Auflage). Bielefeld: Theseus.

Stiftung Kindergesundheit (2024). *Kindergesundheitsbericht 2024.* Zugriff am 03. Januar 2025 unter https://www.kindergesundheit.de/Die-Stiftung/Kindergesundheitsberichte/_docs/KGB_Zusammenfassung_FINAL.pdf

Sukumar (Bärr, E. Hrsg.). (2020). *Upasana - das gute Gefühl.* München: O. W. Barth.

Thieme (Hrsg.) (2024). *Yoga Nidra - Tiefenentspannung bessert Schlaf und Gedächt-*

nis. Eine 2-wöchige Yoga-Nidra-Praxis verbesserte in einer Pilotstudie den Schlaf und die Informationsverarbeitung im Gehirn. Zugriff am 16.10.2024 unter https://naturerlich.thieme.de/aktuelles/aus-der-forschung/detail/tiefenentspannung-besser-schlaf-und-gedaechtnis-1699

UNICEF (Hrsg.) (o. J.) *Die UN-Kinderrechtskonvention* Zugriff am 03. Januar 2025 unter https://www.unicef.de/informieren/ueber-uns/fuer-kinderrechte/un-kinderrechtskonvention

Universität Greifswald (Hrsg.), 2021. *Sozialer Stress in der Schule wirkt sich negativ auf die Hirnentwicklung bei Schüler*innen aus.* Zugriff am 03. Januar 2025 unter https://www.uni-greifswald.de/universitaet/information/aktuelles/detail/n/sozialer-stress-in-der-schule-wirkt-sich-negativ-auf-die-hirnentwicklung-bei-schuelerinnen-aus/

UKE Hamburg (Hrsg.), 2020. *COPSY-Studie.* Zugriff am 03. Januar 2025 unter https://www.uke.de/kliniken-institute/kliniken/kinder-und-jugendpsychiatrie-psychotherapie-und-psychosomatik/forschung/arbeitsgruppen/child-public-health/forschung/copsy-studie.html

Walkenhorst, S. (2019). *Thai-Kinderyoga: Entspannen durch achtsame Berührung und Blockaden lösen.* Aachen: Meyer & Meyer.

Walkenhorst, S. (2024). *Yoga für Jugendliche: Stress verringern durch Achtsamkeit und Entspannung* (2. überarbeitete Auflage). Aachen: Meyer & Meyer.

Walkenhorst, M. & Walkenhorst, S. (2021). *Yoga trifft Coaching: Psychologisches Basiswissen und Tools für Lehrende* (2. Auflage). Aachen: Meyer & Meyer.

Walkenhorst, S. & Walkenhorst, M. (2022). *Coaching für Kinder und Jugendliche: Methoden gegen Stress und Leistungsdruck aus schulenübergreifender Perspektive.* Aachen: Meyer & Meyer.

Watzlawick, P. (2016). *Man kann nicht nicht kommunizieren* (2. Auflage). Bern: Hogrefe Verlag.

Watzlawick, P. (2019). *Anleitung zum Unglücklichsein* (31. Auflage). München: Piper Verlag.

Weiß, I. (2021). *Early Life Stress: Wie frühkindlicher Stress das Gehirn beeinflusst.* Apollon University Press.

Wettig, J. (2006). *Eltern-Kind-Bindung: Kindheit bestimmt das Leben.* Deutsches Ärzteblatt, 103 (36), A 298-2301.

Internetseiten

(abgerufen am 03. Januar 2025)

https://www.ipzf.de/gehirnentwicklung.html

https://studyflix.de/biologie/lernen-am-modell-2635

https://www.gesetze-im-internet.de/heilprg/__1.html

https://www.kindergesundheit.de/Die-Stiftung/Kindergesundheitsberichte/Kindergesundheitsbericht_2024.php

https://www.netdoktor.de/news/yoga-nidra-besser-schlafen-dank-entspannungsyoga/

https://lexikon.stangl.eu/3697/marshmallow-test

https://lexikon.stangl.eu/3048/alphawellen

https://www.spektrum.de/lexikon/neurowissenschaft/alpha-wellen/461

https://www.gefuehlsmonster.de/

https://www.cbs.mpg.de/pressemeldung/aufmerksamkeit-in-wellen

https://www.neurocaregroup.com/de/news-insights/metaanalyse-bestaetigt-evidenzbasiertes-neurofeedback-hilft-kindern-mit-adhs-dauerhaft-kopie

Öle

https://www.primaveralife.com/faq/was-ist-eine-duftnote-kopfnote-herznote-basisnote.html?srsltid=AfmBOor0qkmQo91X0cInjjKqpLiT9B5zOgWwt6fmmaijHGDBjZvFRgV4

https://mein.sanofi.de/themen/sinne/die-5-sinne-am-beginn-des-lebens#:~:text=Im%20sechsten%20Schwangerschaftsmonat%20k%C3%B6nnte%20der%20F%C3%B6tus%20riechen%2C%20wenn,etwa%20doppelt%20so%20viele%20Riechsinneszellen%20wie%20ein%20Erwachsener.

https://www.sana.de/biberach/medizin-pflege/geburtszentrum/ich-bin-schwanger/entwicklung/sinne

https://www.primaveralife.com/

Bildnachweis

Bilder Cover: Silke Schuster, © Adobe Stock

Bilder Innenteil: Silke Schuster

Models: Helene, Felicitas, Julian, Samuel & Joshua

Illustrationen: Fee Bachmann

Grafik: Peter Lobenstein

Illustrationen: Gefühlsmonster©: Christian Corona

Gastautoren: Viktoria Gansch, Mona Bekteši, Kathrin Freundl, Franziska Meyer, Nina Ball, Melanie Eberhardt, Michael Walkenhorst

Cover- und Umschalggestaltung: Sannah Inderelst

Layout und Satz: Sannah Inderelst

Korrektorat des Manuskripts: Sabrina Müller

Projektleitung: Melanie Graff